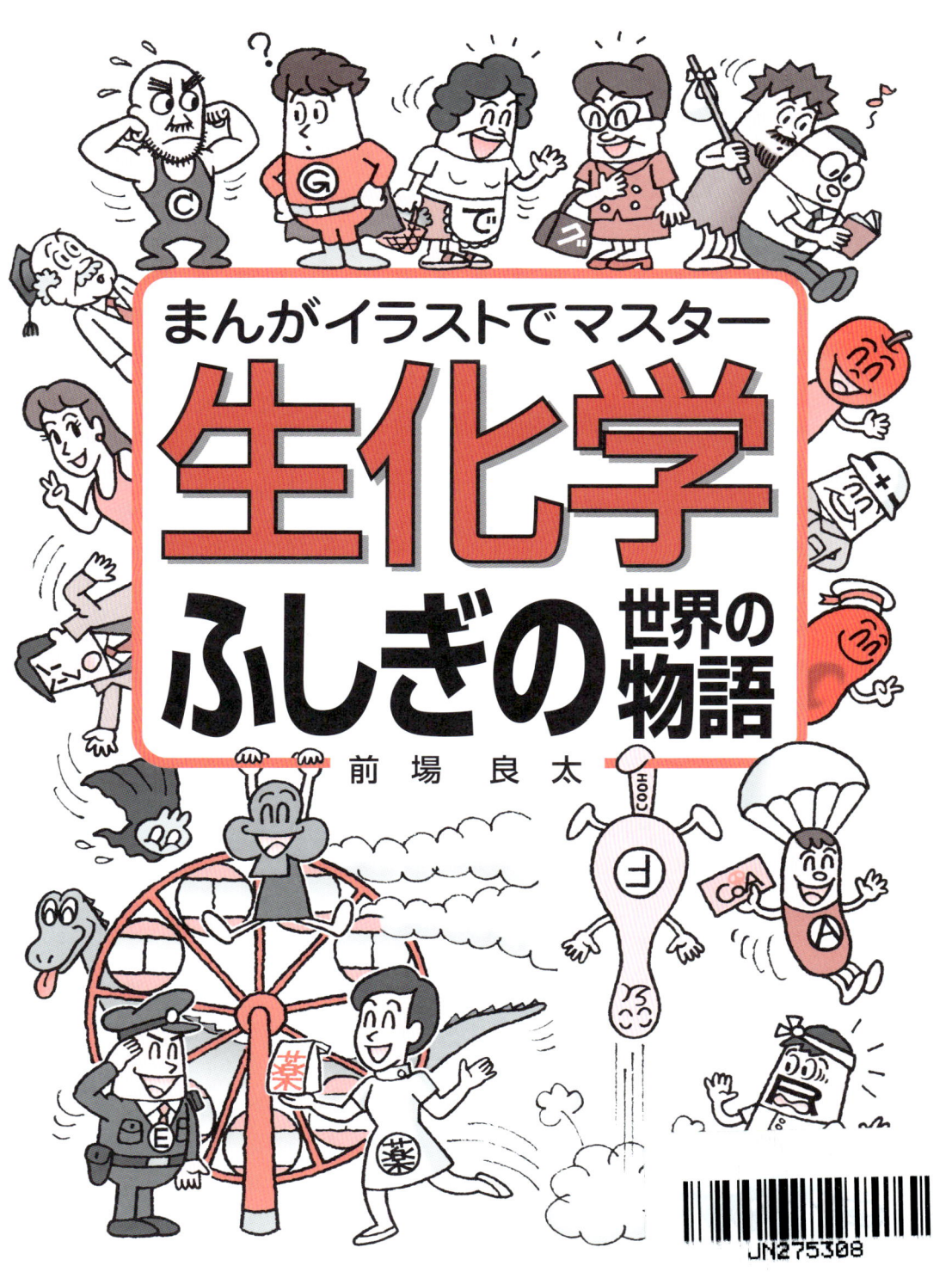

This book was originally published in Japanese
under the title of :

MANGAIRASUTO-DE MASTÂ
SEIKAGAKU FUSHIGI-NO SEKAI-NO MONOGATARI
(Mastering It by Animated Illustrations
Biochemistry : The Story of Mysterious World)
Author :
MAEBA, Ryouta, Ph. D.
  Former Lecturer, Department of Biochemistry,
  Teikyo University School of Medicine

© 2004 1st ed.

ISHIYAKU PUBLISHERS, INC.
  7-10, Honkomagome 1 chome, Bunkyo-ku,
  Tokyo 113-8612, Japan

まえがき

　現代学生の理科離れが指摘されて久しい．特に，化学嫌いの学生が多いように思える．私の専門である生化学も医学生や看護学生から最も敬遠されている学問の1つのようである．確かに，同じ基礎医学分野でも生理学や解剖学の教科書は，初心者であってもある程度具体的なイメージを描きながら読み進めていくことができるのに対して，生化学の教科書は専門家である自分にとっても正直言って難解であり，面白味に欠けると感じる．

　その最大の原因は，生化学が実際には目に見えない極小の分子を対象にした学問であり，それを現実の生命現象に結びつけて具体的にイメージすることが容易ではないからだと思われる．また，分子の姿を化学構造式（専門家にとっては最も簡便・適切で，使いやすい記号ではあるが）で表わすことになじみにくさを感じることも一因かもしれない．学生の多くが原素記号で書かれた化学構造式や難解な専門用語の意味を十分に咀嚼できないまま断片的な知識をうのみにしている現状のように思われる．

　生化学を通してみた生命の営みもまた，極めて精緻であり合目的的であり，その神秘性に感嘆せずにはいられない．しかし，その現象があまりにも多様であり複雑であるため，その全体像を把握することは容易でない．特に，最近の分子生物学の目覚しい発展は，個々の生命現象のしくみをより詳細に解明するとともに，各現象相互の関連の複雑さを浮き彫りにし，ますます全体像を把握することが困難になっている．どんな学問であれ，分野であれ，初めに大まかに全体像を把握しておくことは，物事の本質を正しく理解するうえでとても大切なことだと思う．というのも，「盲人の巨象をなでる」に似て，細分化された専門知識にのみ目を奪われると，その本質を見過ごしてしまうことになりかねないからである．

　生化学は，現在，最も高速の発展を続けるライフ・サイエンスを基礎から支えている学問である．朝には新しい知識が生まれ，夕には古い概念が捨て去られるが如き現状である．より正確な知識，より新しい情報を読者に提供するのは，専門書を編む著者の責務であろうが，教育という観点からは必ずしも最優先すべき事項ではないかもしれない．詳細な最新知識の無原則な提示が，かえって読者の理解を混乱させることはしばしば経験されることである．特に，初めて生化学を学ぶ学生にとっては，本質的に重要な事項をできる限りシンプルに記述する方が，親切と感じるであろう．

　数年前，なるべく化学記号や専門用語を用いずに，生命現象の全体像を分かりやすく楽しく学べる本ができないものかと模索していたときに，Stephen Goldberg 博士の「CLINICAL BIOCHEMISTRY made ridiculously simple」（Goldberg, S. 著/神奈木玲児訳：臨床に役立つ 生化学．1997，総合医学社）という本に出会った．生化学の知識が"おとぎの国"風に擬人化されコンパクトにまとめられており，その手法に完全に魅せられてしまった．これこそ，自分が探していたニューテキストの原形だと思った．この本に触発されて，次から次へと頭の中で"生化学の不思議の世界"の空想が広がっていった．

　本書は，大学あるいは専門学校などで初めて生化学を学ぶ学生を対象とし，その学ぶべきレベルを想定し，必要最小限の事項を化学構造式は一切使わず，楽しみながら理解できることを最大の目標に執筆された．また，生化学のエッセンスを断片的な知識として単に覚えるのではなく，生命現象の全体像の中で有機的につながる活きた（応用展開できる智慧を触発する）知識として理解されることを目指した．

　最後に，超一流の生化学者により執筆された名著が数多く出版されている中で，浅学非才の身で厚顔無恥にもこのような本を執筆しようと考えたのは，凡人なるがゆえに，より学生に近い立場で生化学を考えることができるかもしれないと思ったからである．そして，少しでも「生化学」の食わず嫌いをなくすのに貢献できればと願っている．

　　　　　　　　　　　　　　　　　　　　　　　　　　　　　2004年1月　前場　良太

目　　　次

まえがき iii

はじめに 1
生化学の不思議の世界の地図 2
生化学の不思議の世界の主な施設 3
生化学の不思議の世界に登場するメインキャラクター 4

1. "エネルギーセンター"へようこそ 6
- 体の中のエネルギー　6
- 化学エネルギーとは　6
- 体の中で起こる化学反応（生化学反応）の特徴　7
- 体の中でどうやって，エネルギーは作られる？　7
- "解糖系"通路　8
- "TCA"観覧車　9
- アルコールバー　13

　解　説　14
　　1 酵素の働き　2 ATP　3 グルコース　4 解糖系　5 乳酸　6 アセチル CoA　7 クエン酸回路
　　8 電子伝達系　9 酸化的リン酸化　10 グルコースから生成する ATP の数　11 三大エネルギー源

　フットノート　エネルギー変換効率　16
　まとめ　17

2. あなたの大好きな"糖の村" 18
- 住人紹介　18
- Mr.グルコースの血液の旅　20
- 保管倉庫　22
- ペントース発電室　22
- "抱合"訓練所　23
- 糖の村と他の施設との関係　24

　解　説　25
　　1 糖質　2 オリゴ糖　3 でんぷん　4 ホモ多糖　5 ヘテロ多糖　6 血糖調節のメカニズム
　　7 グリコーゲンの合成と分解　8 糖新生　9 ペントースリン酸回路　10 NADPH
　　11 リボース　12 抱合

　フットノート　血糖値を一定に保つ意義　26 ／糖尿病　26 ／酸化と還元　27
　まとめ　29

3. ソーセージの形をした"脂質の村" ……………………………30

- 住人紹介　30
- 保管倉庫　31
- 上りのジェットコースター　32
- 下りのジェットコースター　33
- あわてんぼうの"ケトン体"　34
- グリセロフォスフォ工場　35
- 仕切り壁から生まれる"生理活性"薬剤師　36
- スフィンゴじいさんの骨董屋　37
- イソプレン住人地区　38
- 脂質の村と他の施設との関係　39

解　説　40

　　1 脂肪酸　2 脂質のラジカル酸化　3 中性脂肪　4 脂肪酸の生合成　5 脂肪酸のβ-酸化
　　6 脂肪酸によるATP産生　7 ケトン体の生成と利用　8 細胞膜　9 エイコサノイド
　　10 スフィンゴ脂質　11 コレステロール　12 ステロイドホルモン　13 胆汁酸

フットノート 中性脂肪の消化・吸収　40 ／アシドーシスとアルカローシス　42

まとめ　44

4. 何でも揃う"アミノ酸商店街" ……………………………45

- 住人紹介　45
- 知って得するアミノ酸の売れ筋情報　46
- 尿素便所　48
- 世界一大きな"タンパク質"デパート　48
- "酵素"のお巡りさん　50
- アミノ酸商店街と他の施設との関係　53

解　説　54

　　1 アミノ酸　2 非必須(可欠)アミノ酸の合成　3 ケト原性アミノ酸と糖原性アミノ酸
　　4 アミノ酸からの各種化合物の合成　5 不要となったアミノ酸の処理　6 タンパク質
　　7 タンパク質の機能　8 食事由来のタンパク質の消化・吸収　9 酵素はなぜお巡りさん？
　　10 基質親和性　11 酵素活性の制御　12 酵素の補因子　13 前駆体酵素
　　14 律速酵素　15 化学反応の調節機構　16 逸脱酵素と酵素診断　17 酵素阻害剤

まとめ　59

5. 文化の薫り "デュオ演劇場"（3幕） ································· 60
- ●"リポタンパク質"舞台　60
- ●"糖脂質"舞台　63
- ●"糖タンパク質"舞台　63
  - **解　説**　64
    - *1* リポタンパク質　*2* 脂質異常症　*3* 動脈硬化症　*4* 糖脂質　*5* 糖タンパク質
  - **ま と め**　66

6. 知の宝庫 "核酸図書館" ································· 67
- ●核酸図書館　67
- ●尿酸便所　69
- ●DNA 大辞典　70
- ●"DNA"の辞書の複製　70
- ●"DNA"の辞書のメンテナンス　71
- ●タンパク工房　72
- ●核酸図書館と他の施設との関係　74
  - **解　説**　75
    - *1* 核酸図書館　*2* 塩基　*3* ヌクレオシドとヌクレオチド　*4* ヌクレオチドの合成と分解　*5* DNA　*6* DNA の複製　*7* 先天性代謝異常　*8* 転写　*9* 成熟 RNA　*10* 翻訳
  - **フットノート** 痛風　75／遺伝子操作　76／癌も遺伝する？　77／DNA 診断　77
  - **ま と め**　79

7. 勇者の故郷 "ポルフィリン兵舎" ································· 80
  - **解　説**　81
    - *1* ヘモグロビン　*2* ビリルビン
  - **フットノート** 黄疸　81
  - **ま と め**　82

8. 癒やし系"健康管理室" ……………………………………………………… 83
- ●"ホルモン"看護師　83
- ●ビタミンでリフレッシュ　85

　解　説　88
　　1 ホルモン　*2* ホルモンの作用機構　*3* ビタミン　*4* ビタミンの欠乏症
　まとめ　90

おわりに ……………………………………………………………………… 91

文　献 …………………………………………………………………………… 92

ふろく ………………………………………………………………………… 93
　不思議の世界の化学情報―化学構造式一覧―　94
　Let's Try !―問　題―　113
　　　　　―解答・解説―　117

あとがき ………………………………………………………………………… 119

装丁・イラスト／渡辺　博之

はじめに

　本書の最大の特徴は，生化学を学ぶ初心者向けに，学ぶべき必要最小限の事項を楽しみながら理解し，生化学を通して見た生命現象の全体像を平易に把握できるように工夫した点である．そのために，個々の生命現象のしくみの解説よりも，これらの現象が起こる意味・意義を理解させることに重点をおき，その手段として生体分子の相互の関係性を不思議の世界の物語として描いた．物語風にしたのは，分子の化学構造式よりもキャラクターを用いて記述する方が，生命現象の意味・意義をイメージしやすいと考えたからである．そして，楽しく読めるということも重視し，物語の記述の随所にしゃれや遊び心を加え，まんがイラストによる視覚的な効果も活用した．また，各章の物語の文末に，物語中に出てくる重要語句や物語の意味を詳細に述べた解説を加え，併せて，物語と解説の双方に随時，参照を入れ，全体の中での位置付けや関係性を確認できるようにした．また，各章ごとにまとめを入れ，学んだことが整理できるようになっている．さらに，フットノートとして，解説に関連した重要事項や臨床に役立つ知識を加えた．

　付録として，物語のキャラクターと従来の生化学の本に記載されている化学構造式との対照表が付いているので，従来の教科書でさらに生化学を学んでみようと思った人は，参考にしていただきたい．また，簡単な生化学の試験問題が載せてあるので，この本でどのくらい生化学の知識が身に付いたかを試してほしい．問題を解きながら，物語や絵が頭に浮かんでくればしめたものである．

　我々の体を構成する1つひとつの細胞は，それ自身が生きていくための営みとともに，人間としての個全体の生命を支えるための機能も分担している．高等生物では，このように細胞レベル，臓器・組織レベル，個体レベルと，重層的に生命現象が営まれている．個体としての生命現象を臓器・組織レベルで論ずる生理学や，細胞としての生命現象を器官レベルで論ずる細胞生物学では，その現象が体や細胞のどこで起こっているかを具体的に指し示す必要がある．

　しかし，発現レベルが異なる生命現象を一律に物質次元から論じようとする生化学においては，その発現の場を具体的に示しながら論ずるよりも，物質次元の新たな枠組みを設けてその中で整理して論ずる方が理解しやすいと考えられる．したがって，私たちは生化学の不思議の世界の地図をもって，生命の神秘を見学する旅に出発する．この地図に描かれている村や建物は，体の中の具体的な場所や細胞の中のどこかの器官を指しているとは限らない．しかし，全くの架空の世界の地図という訳ではない．生化学の不思議の世界は，すべての生物の中に実在し，この世界で行われていることによって我々の生命は支えられているのである．

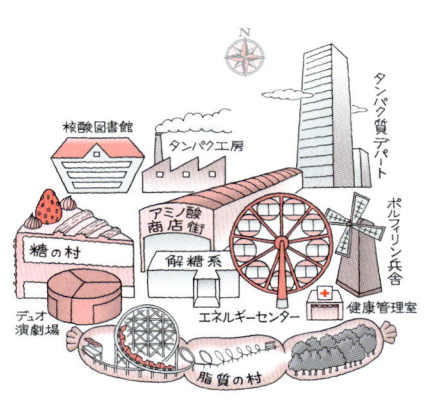

生化学の不思議の世界の地図

まずは，生化学の不思議の世界の地図を簡単に見ておこう．地図の中央にある鍵の形をした建物がエネルギーセンターである．ここには，有名な"TCA"観覧車があり，生化学の不思議の世界で使われるほとんどのエネルギーが作り出されている．

エネルギーセンターの西には，ショートケーキの形をした糖の村があり，南にはソーセージの形をした脂質の村がある．脂質の村には，スリル満点のジェットコースターや美しい山林で覆われたイソプレン住人地区などがある．

アミノ酸商店街のアーケードを抜けると世界一大きなタンパク質デパートがそびえ立っている．

北には核酸図書館があり，すぐ近くにタンパク工房が見える．

糖の村と脂質の村の間にはデュオ演劇場があり，3幕の劇が演じられている．

エネルギーセンターの東には，風車の形をしたポルフィリン兵舎があり，エネルギーセンターと脂質の村の間には健康管理室がある．

絵1　生化学の不思議の世界の地図

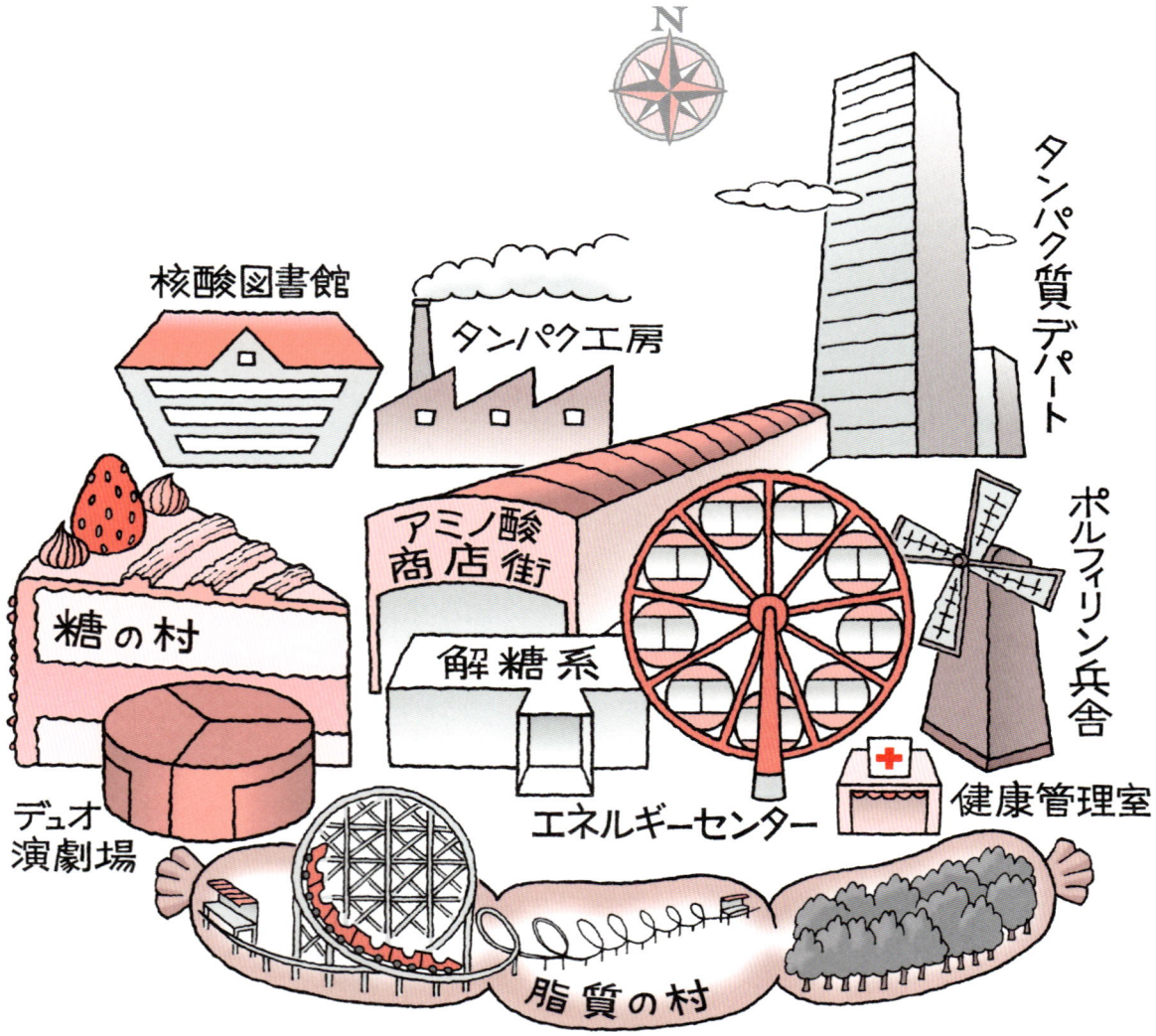

生化学の不思議の世界の主な施設

〈エネルギーセンター〉
- "解糖系"通路：エネルギーセンターの正面玄関から"TCA"観覧車に至るまでの長い通路で，グルコースがそこを通る間に分解されてピルビン酸になる．
- "TCA"観覧車：アセチルCoAが乗ると自然に回り出し，回転によって生じたエネルギーを利用してエネルギーの宅配便"ATP"が作られる．

〈糖の村〉
- 保管倉庫："グリコーゲン"叔母さんが暮らしているところ．
- ペントース発電室：グルコースの弟のリボースが誕生するとともに，"NADPH"印の接着剤が作られている．
- "抱合"訓練所：特殊な任務を命じられたグルコースが"グルクロン酸"刑事となるために，訓練を受けている秘密基地．

〈脂質の村〉
- ジェットコースター：上り専用と下り専用があり，前者はアセチルCoAから脂肪酸を合成するためのもので，後者は脂肪酸を分解してアセチルCoAを作るためのものである．
- 保管倉庫：トリグリセリド（中性脂肪）が貯蔵されている．
- ステロールの山：コレステロールから"ホルモン"看護師が養成され，"胆汁"池に落ちたコレステロールから胆汁酸ができる．
- グリセロフォスフォ工場：細胞の国の仕切り壁（細胞膜）の材料となるグリセロリン脂質が作られている．

〈アミノ酸商店街〉
- タンパク質デパート：アミノ酸がたくさんつながった大型で性能の良い商品（タンパク質）が売られている．
- 尿素便所：いらなくなったアミノ酸の"アミノ基（NH_2）"のベルトが処分され，尿素となって捨てられる．

〈デュオ演劇場〉
- タンパク質，脂質，糖質がそれぞれペアを組んで，3幕の劇を上演している．

〈核酸図書館〉
- 核酸図書館：4階建ての建物で，上に行くほど広くなっている．1Fには受付カウンターがあり，2Fはヌクレオシド，3Fにはヌクレオチド，そして4FがDNAとRNAの部屋になっている．
- タンパク工房：3種類のRNAが協力して，お客さんからの注文に応じて，迅速にタンパク質を作り上げている．

〈ポルフィリン兵舎〉
- 血液の海の勇者"赤血球"一等兵の生まれ故郷である．

〈健康管理室〉
- "ホルモン"看護師が控えており，部屋の薬品棚にはいろいろな種類の栄養剤（ビタミンやミネラル）が並んでいる．

生化学の不思議の世界に登場するメインキャラクター (絵2)

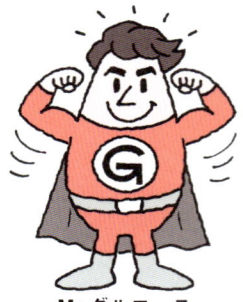

Mr.グルコース

糖の村のリーダー。"TCA"観覧車を回すアセチルCoAの多くがグルコースから作られる。

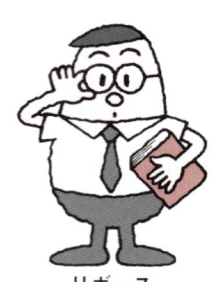

リボース

グルコースの弟で、糖の村のペントース発電室で生まれるとすぐに糖の村を出て、核酸図書館で働くようになる。

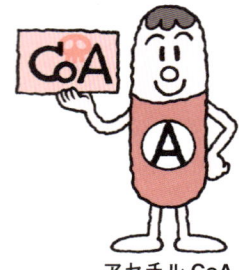

アセチルCoA

エネルギーセンターにある"TCA"観覧車を回す役割をもっており、脂質の村ではジェットコースターに乗って大活躍する。

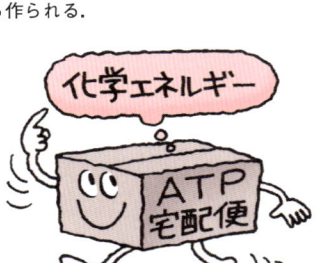

"ATP"の宅配便

化学エネルギーが詰め込まれた箱で、エネルギーセンターで作られ、不思議の世界の主要なエネルギーとして利用されている。

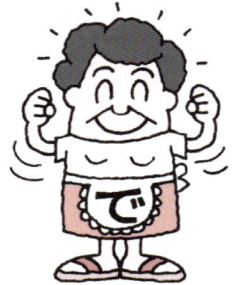

"でんぷん"母さん

主食として人気があり、グルコースの生みの母。

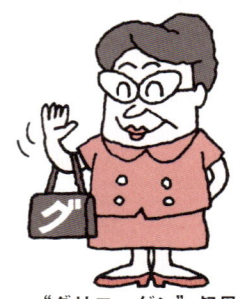

"グリコーゲン"叔母さん

糖の村の保管倉庫で暮らしており、"でんぷん"母さんが不在のときには、グルコースの養母となる。

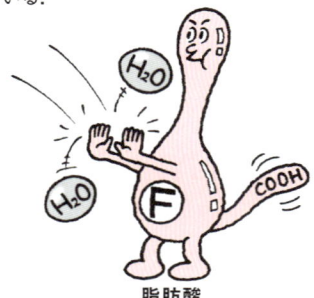

脂肪酸

脂質の村の住人で、水を弾いてしまう炭化水素の長い体に、酸の性質を示すカルボキシル基(COOH)のしっぽをもっている。

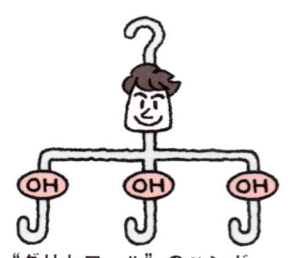

"グリセロール"のハンガー

グルコースがエネルギーセンターの"解糖系"通路の非常口から出てきたときの姿で、ハンガーにはOH基の留め金が3つ付いており、脂肪酸などを吊ることができる。

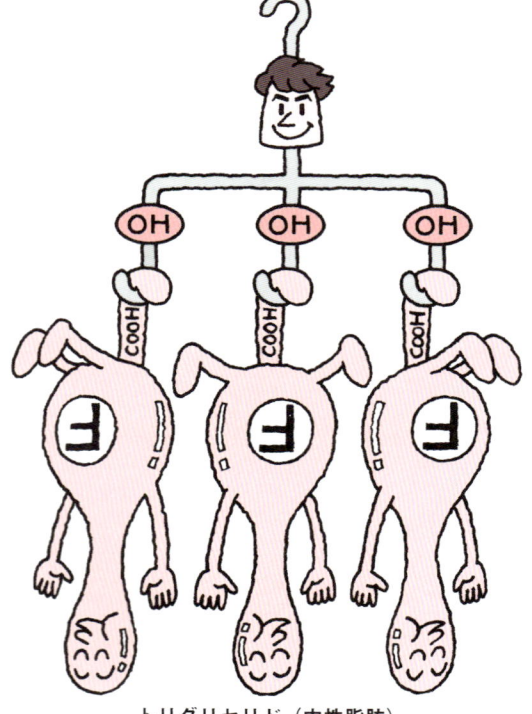

トリグリセリド(中性脂肪)

"グリセロール"のハンガーに3つの脂肪酸がカルボキシル基(COOH)のしっぽを巻きつけてぶらさがっているもので、主に脂質の村の保管倉庫に置かれている。

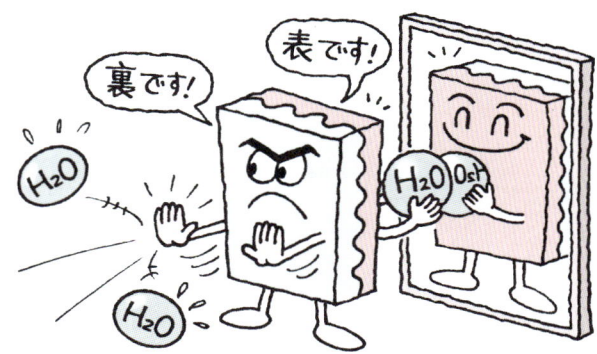

"グリセロリン脂質"のブロック
細胞の国の仕切り壁（細胞膜）の材料となるもので，水になじみやすい表面と水を弾いてしまう裏面からできている．

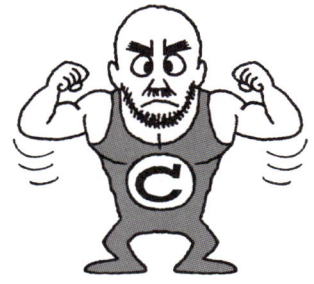

コレステロール
脂質の村のイソプレン住人地区のリーダーで，炭素原子27個からできたゴツゴツした強固な体をしている．本業は細胞の国の仕切り壁（細胞膜）を強化するために働いているが，ステロールの山の番人もしている．

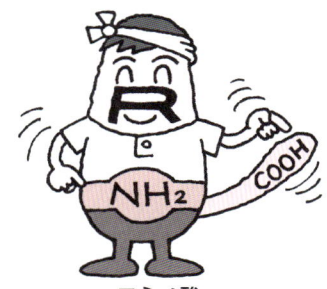

アミノ酸
酸の性質を示すカルボキシル基（COOH）のしっぽをもち，塩基性を示すアミノ基（NH$_2$）のベルトをしている．

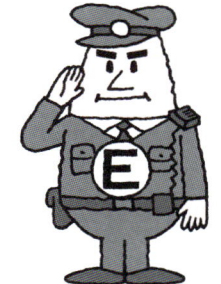

"酵素"のお巡りさん
不思議の世界で起こる様々なできごとの交通整理をして，不思議の世界全体の秩序を維持するために働いている．

"DNA"の辞書
不思議の世界のすべての情報が暗号文字によって書き記されている．

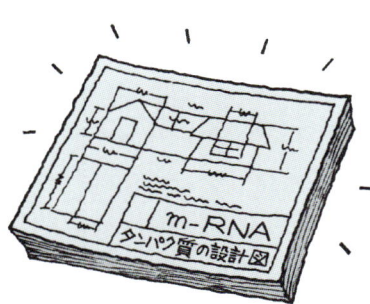

メッセンジャーRNA（m-RNA）
"タンパク質"の設計図．

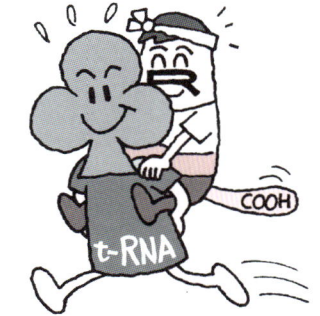

トランスファーRNA（t-RNA）
アミノ酸を担いでタンパク工房に運んでくるクローバーの顔をしたRNAの仲間．

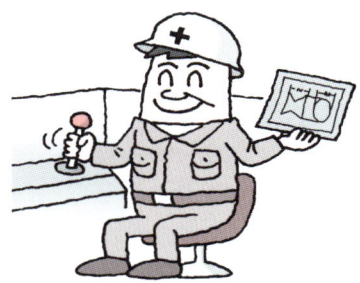

リボソームRNA（r-RNA）
t-RNAが運んできたアミノ酸を，"タンパク質"の設計図（m-RNA）に従って順番につなげていくクレーン車（リボソーム）に乗ったタンパク工房の職人．

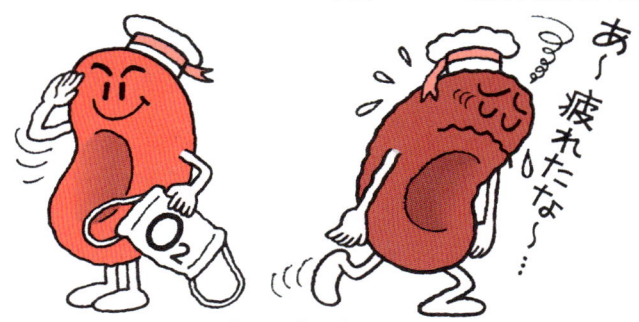

"赤血球"一等兵
血液の大海を泳いで，すべての細胞の国に"酸素（O$_2$）"マスクを届ける仕事をしている．

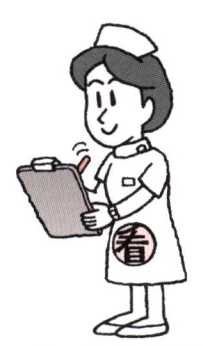

"ホルモン"看護師
主に"酵素"のお巡りさんの健康を管理し，元気にする仕事をしている．

1. "エネルギーセンター"へようこそ

　それでは，早速，生化学の不思議の世界の旅に出発するとしよう．まずは，エネルギーセンターから見てみよう．センターの正面玄関では，案内係がエネルギーの説明をしているので，ちょっと耳を澄ましてみよう．

体の中のエネルギー

　我々の心臓は，1分間に60〜80回の割合で拍動している．70年間動き続けたとすると22億回以上も収縮を繰り返したことになる．この心臓の拍動により，血液は体内を循環する．約5リットルの血液が，1分間に3回体内を循環するので，心臓は70年間で5億リットルもの血液を送り続けたことになる．また，我々の体温は，70年間ほぼ37℃前後に維持されている．これだけの期間，体液量に相当する水を保温するためには，2,400万 kcal もの熱量が必要で，電気代としては毎年1万円くらいかかる計算となる．この他にも，食べ物の消化，呼吸，視覚聴覚作用，思考などのあらゆる生命活動が，体の中で作られたエネルギーを使って行われている．この体の中で作られたり使われたりする最も重要なエネルギーが，化学エネルギーである．

化学エネルギーとは

　原子や分子どうしを結びつけているエネルギーのことで，原子や分子がくっついたり離れたりすることを化学反応という．原子や分子どうしを結びつける（化学結合）には化学エネルギーが必要なので，たくさんの原子や分子でできている物質には，たくさんの化学エネルギーが保持されていることになる．したがって，その物質を分解したり，より単純な構造の物質に作り変える化学反応では，その物質に保持されていた化学エネルギーが解放されるため，エネルギーを産み出す化学反応となる．生物は，摂食により体内に取り込んだ物質（エネルギー源）を化学的に分解する過程で解放される化学エネルギーを，上手に使って様々な生命活動を営んでいる．また，この解放されたエネルギーの一部は，熱として体温維持に利用されている．

絵3　化学結合と化学エネルギー

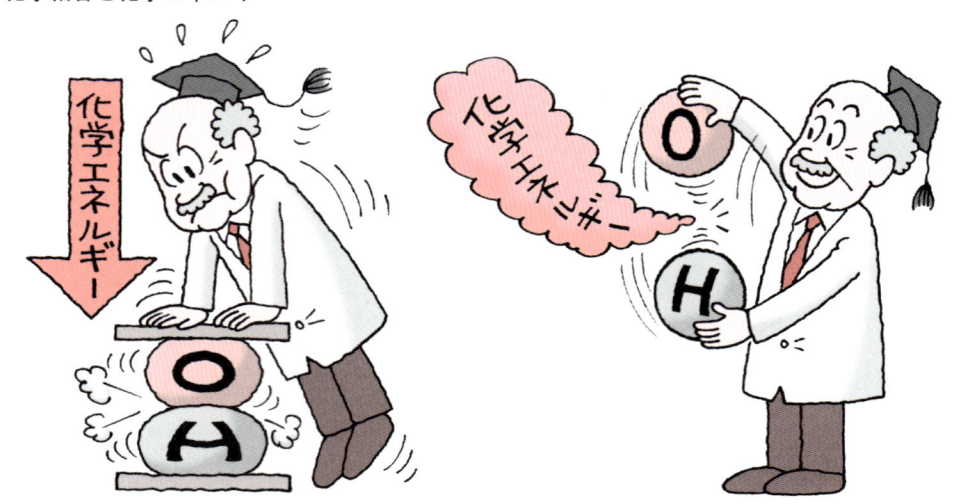

体の中で起こる化学反応（生化学反応）の特徴

　水が高い所から低い所へと流れていくように，化学反応もエネルギーレベルの高い物質が低い物質へと変化する反応の方が起こりやすい．しかし，実際の化学反応では，活性化エネルギーと言われる山があり，その山を乗り越えないと反応は進まないしくみになっている．この活性化エネルギーの山を乗り越えるには，いったん，外部から物質に熱などのエネルギーを与えてやる必要がある．ところが，体の中では，極めて円滑に化学反応が進行する．これは，酵素[解1]にこの活性化エネルギーの山を低くする働きがあるからである．つまり，体の中で起こる化学反応（生化学反応）の特徴は，酵素の働きによって，活性化エネルギーの山が低くなり，円滑に化学反応が進む点にある．

　エネルギーを獲得する（生み出す）ための化学反応が，エネルギーレベルが高い物質から低い物質に変わる反応であるのに対して，エントロピー（無秩序さ）を減少させる反応，すなわち生体の秩序を維持・構築する生命の営み（アミノ酸からタンパク質を合成するなどの生体高分子の合成）は，大量のエネルギーを使って，よりエネルギーレベルの高い物質に変わる化学反応である．

絵4　酵素の働き

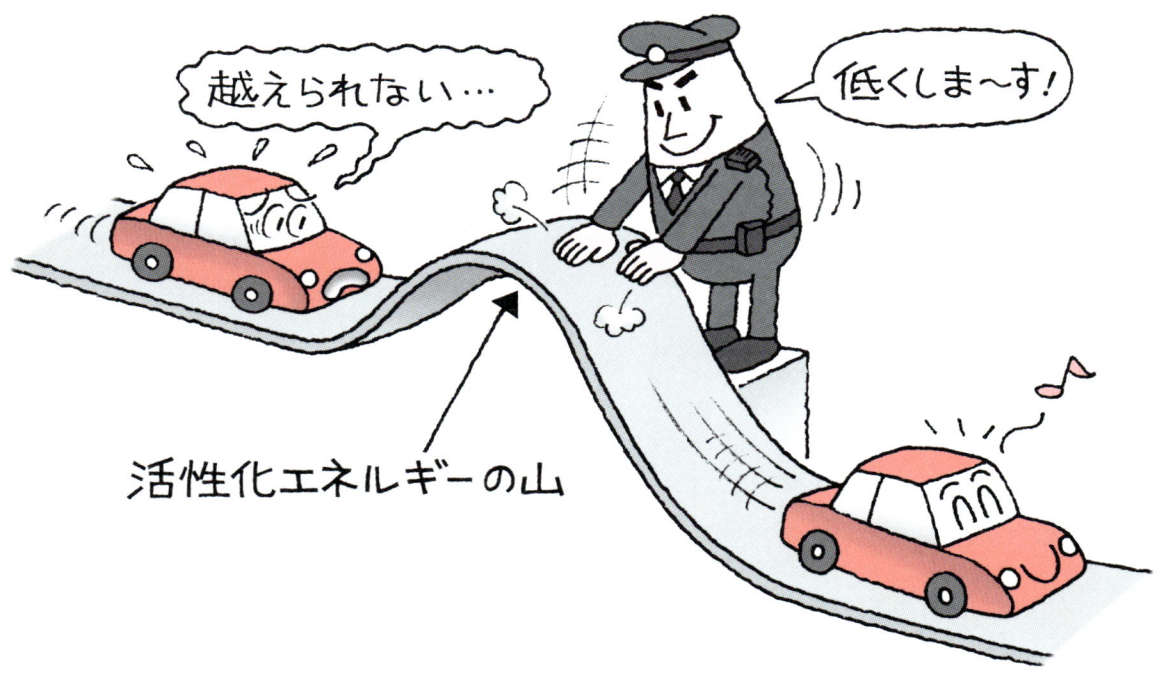

体の中でどうやって，エネルギーは作られる？

　食事として体内に取り入れた糖や脂質などのエネルギー源を，最終的に二酸化炭素（CO_2）や水（H_2O）になるまで少しずつ化学的に分解していき，その過程で発生する化学エネルギーを上手に生命活動のエネルギーとして利用している．

発生した化学エネルギーは，いったん，宅配便のような小包に蓄えられる．宅配便にはいろいろな種類があるが，体の中で最も多く流通しているのが"ATP"[解2]というマークの宅配便である．化学エネルギーの宅配便はあまり長もちしないので，エネルギーを必要とする場所にその日の内に配達されすぐに使われる．化学エネルギーを消費した空の箱をADPという．

絵5　"ATP"の宅配便

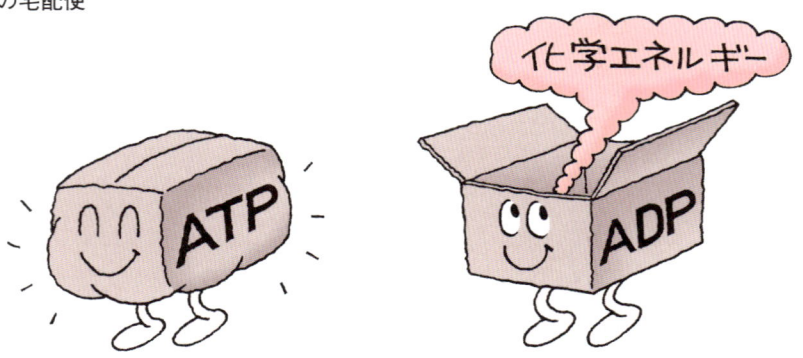

　それでは，いよいよエネルギーセンターの中に入って，もう少し詳しくエネルギーが作られる様子を観てみよう．

"解糖系"通路

　エネルギーセンターは，生化学の不思議の世界のほぼ中央に位置する鍵の形をした大きな建物である．鍵の先端部分に正面玄関があり，そこから"解糖系"と呼ばれる長い通路がずーっと奥まで続いている．この通路は，後で紹介する糖の村からやって来るMr.グルコース[解3]（日本名をブドウ糖という）が，エネルギーとして利用されるために通らなければならない通路である．
　グルコースは6個の炭素原子（C），12個の水素原子（H），そして6個の酸素原子（O）からできた体をもっており，"解糖系"通路を通る間に，徐々にスリムな体に変わっていく（解糖反応[解4]）．"解糖系"通路から出てくるときには，グルコースは元の体の半分のピルビン酸になっている（グルコース1個からピルビン酸は2個できる）．1つのグルコースが"解糖系"通路を通る間にそぎ落と

絵6　"解糖系"通路

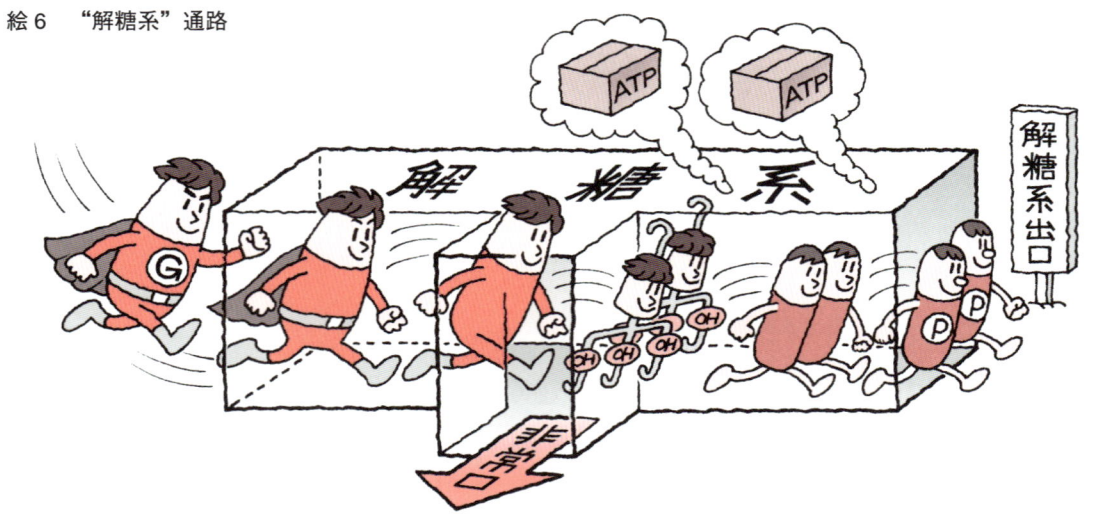

されたエネルギー（分解反応に伴って解放された化学エネルギー）は，"ATP"の宅配便（2個分）に詰め込まれる．

"TCA"観覧車

"解糖系"通路を出ると，そこには有名な"TCA"観覧車（クエン酸回路[解7]，またの名をクレブス回路，あるいはTCA回路ともいう）が立っている．この観覧車に乗る者には，"酸素（O_2）"マスクの着用が義務付けられており，"O_2"マスクをもらえなかったピルビン酸は，"乳酸"[解5]というレッドカードを貼られ，エネルギーセンターから追い出されてしまう．乳酸は糖の村に戻って再教育を受け，グルコースとなって出直す者が多い（糖新生）．

絵7 "酸素"マスクと乳酸のレッドカード

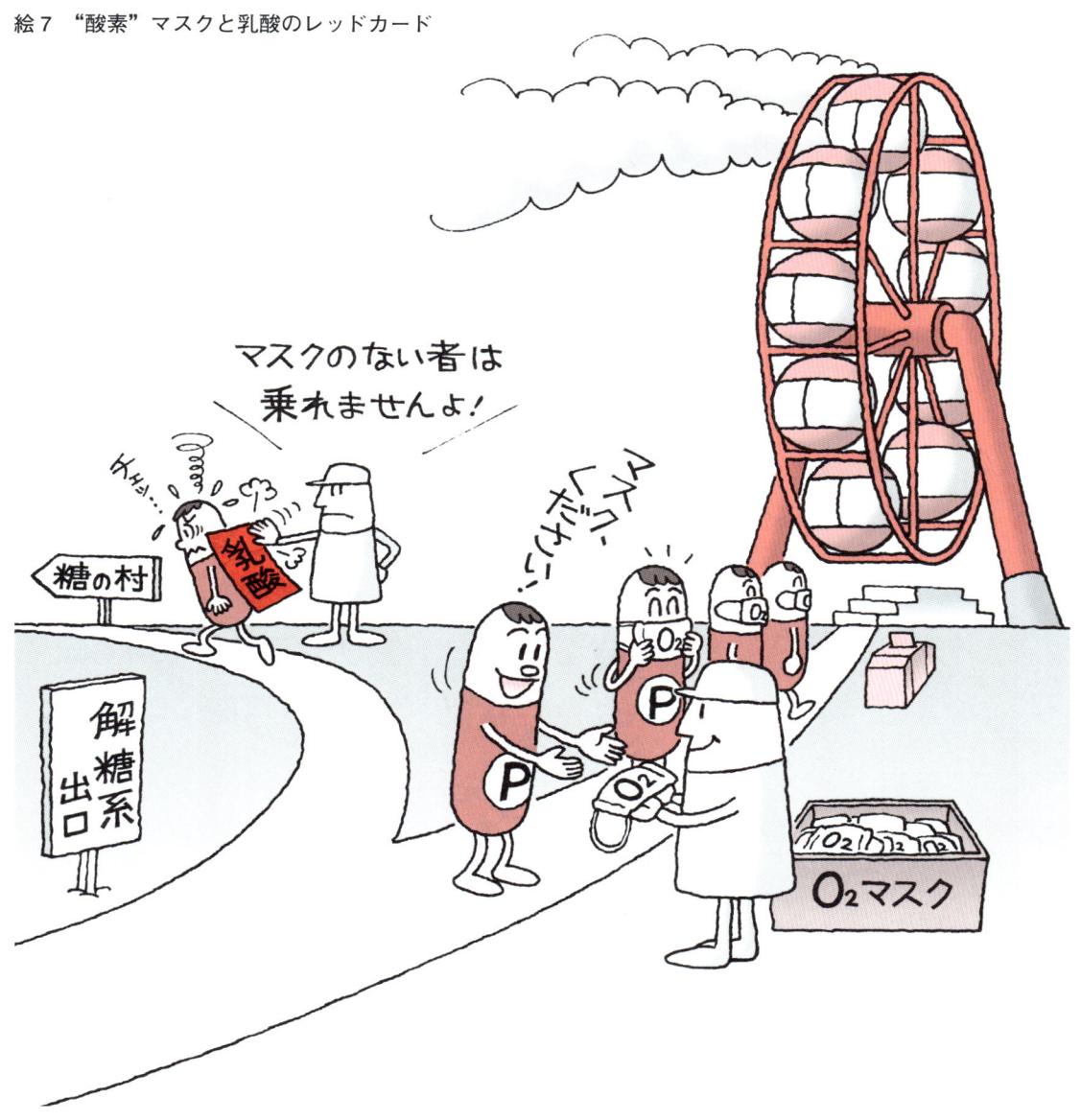

ピルビン酸が観覧車に乗るには"CoA（怖えー）"という切符が必要で，切符をもらった者はアセチルCoA【解6】と呼ばれる．アセチルCoAが観覧車の最初の座席（オキサロ酢酸）に乗ると，観覧車は自然に回りだし，1回転する間にアセチルCoAが乗った座席は9種類の形に変化する．とても恐ろしいことに，観覧車が降りて来るときには，アセチルCoAは"二酸化炭素（CO_2）"の煙となって消えてしまっている．そして，観覧車の座席は最初の形に戻り，次の新しいアセチルCoAを乗せることができる．ちなみに，アセチルCoAが観覧車に乗った後は，"CoA（怖えー）"の切符は回収されて何度も利用される．

絵8 "TCA"観覧車

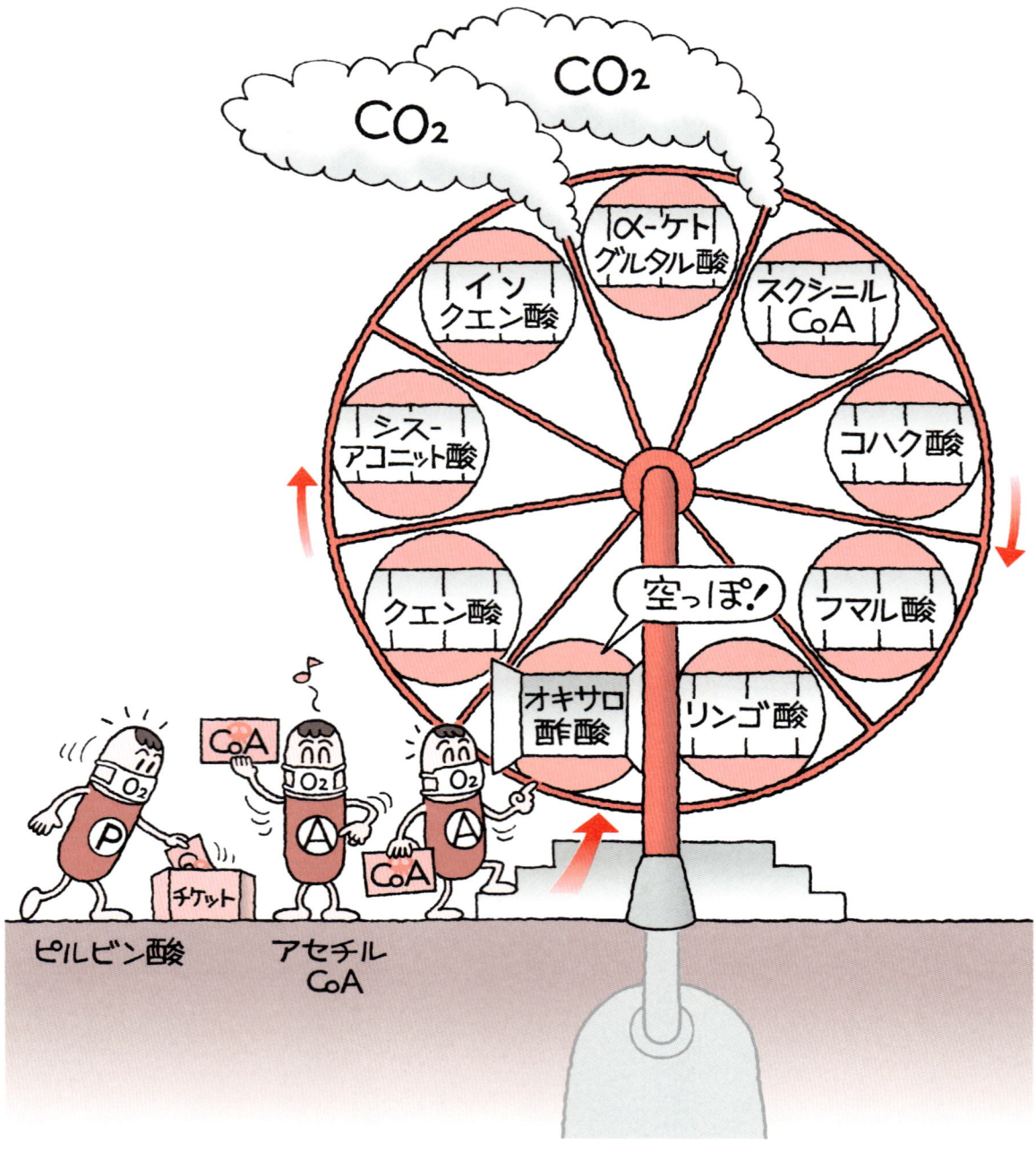

観覧車の支持台部分にはエネルギー変換機（電子伝達系 解8）が備え付けられていて，観覧車の回転によって生じたエネルギーを生物が利用できる化学エネルギーに変換して，"ATP"の宅配便に詰め込む作業が行われている（酸化的リン酸化 解9）．このエネルギー変換機は世界一性能のよいもので，アセチルCoAが乗って観覧車が1回転する間に，ATP 12個分の化学エネルギーを作り出すことができる 解10．

絵9　エネルギー変換機と"ATP"の宅配便に詰め込む作業

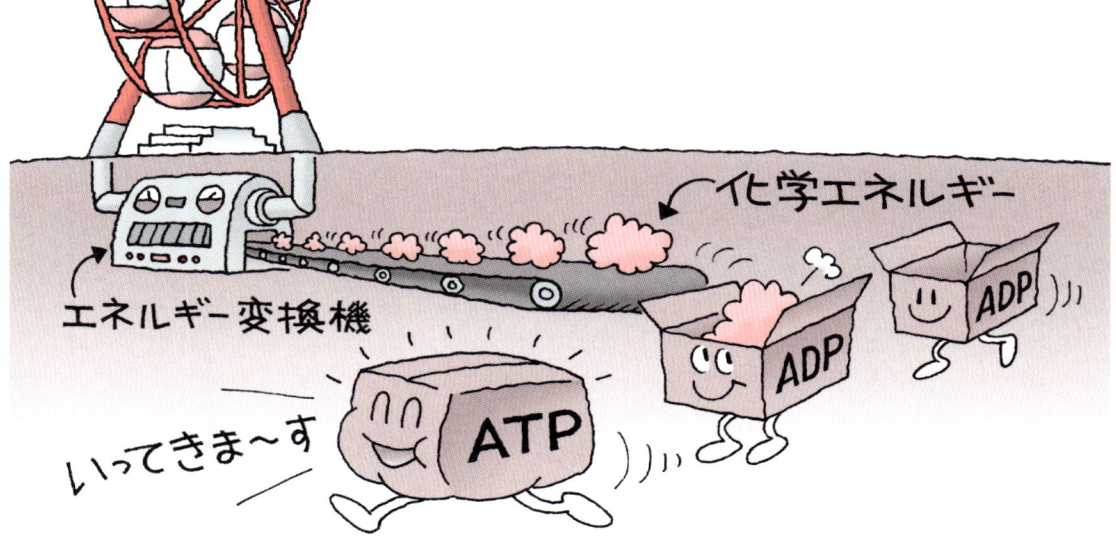

はるか昔，まだこの生化学の不思議の世界に観覧車がなかった時代（地球上にまだO_2がなかった大昔）は，エネルギーセンターの"解糖系"通路で作られるたった2個のATPだけを使って生物はほそぼそと生活していた（現在でもO_2のない所で生育している嫌気性細菌は，このATPだけを使って生きている）．しかし，"O_2"マスクが発明されて（生物がO_2を利用できるようになって）からは，どんどん立派な観覧車が建てられ，ATPもたくさん作られるようになり，生物は大きな体をもち活発に活動できるようになった．

観覧車に乗り込むアセチルCoAは，糖の村からやって来るグルコースの出身者だけではなく，脂質の村からやって来る脂肪酸の出身者や，アミノ酸商店街から来るアミノ酸の出身者もいる 解11．観覧車の回転が止まってしまうと，エネルギーセンターは真っ暗になり，生化学の不思議の世界全体の機能も停止してしまう．そうならないように，観覧車を回す役目のアセチルCoAはいつも準備されている．ふだんは，"でんぷん"母さん（主食として摂取するご飯やパンなど，参照p.19, 絵15）から生まれるグルコースからアセチルCoAは作られる．しかし，"でんぷん"母さんが不在のときには（食事をとらないで，お腹が空いてくると），糖の村の保管倉庫で暮らしている"グリコーゲン"叔母さん（参照p.19, 絵15）に育てられたグルコースが使われる．しかし，糖の村の保管倉庫はとても狭く，一晩分のグルコースの在庫しかない．そこで，これを使い切ってしまうと，今度は脂質の村の保管倉庫にしまってあるトリグリセリド（中性脂肪）（参照p.31, 絵25）から脂肪酸が外されて，脂肪酸からアセチルCoAが作られる（参照p.33, 絵27）．脂質の村の保管倉庫はとても広く，何年分ものエネル

をまかなえる量の脂肪酸が貯蔵されている．さらに，緊急の場合には，アミノ酸商店街から連れてこられたアミノ酸からアセチル CoA が作られることもある（参照 p.47，絵36）．このようにして，観覧車は一瞬たりとも止まらないように工夫されている．

絵10　グルコース，脂肪酸，アミノ酸出身のアセチル CoA

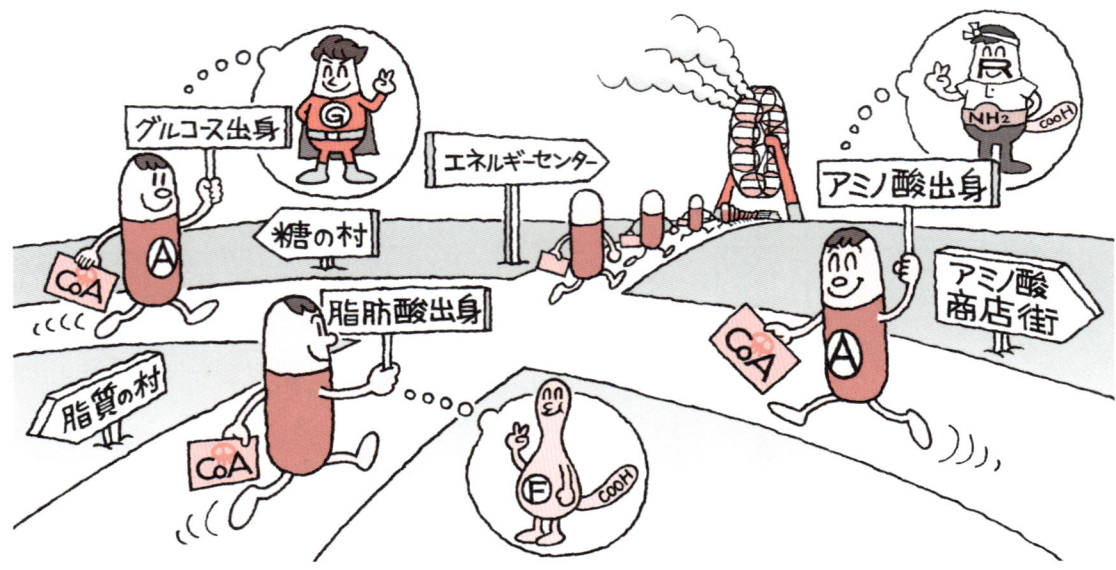

それでも，たまに観覧車が止まってしまう事故が起こることがある．それは，"O_2" マスクがなくなって，アセチル CoA が観覧車に乗れなくなってしまう場合（窒息などによる呼吸停止）や，誤って "O_2" マスクに非常によく似た "一酸化炭素（CO）" マスクや "シアン（CN）化合物" マスクをつけて観覧車に乗ったアセチル CoA が途中で息苦しくなって観覧車から飛び降りてしまう場合（中毒による呼吸麻痺）などである．

観覧車が止まるとエネルギーセンターは真っ暗になり，アッという間に不思議の世界全体の機能が停止して滅んでしまう．すると，恐ろしいことに，その上にある細胞の国や臓器の国も次々と崩壊し始め，やがて生物個体が死んでしまうことになる．

絵11　観覧車の停止と ATP の供給停止

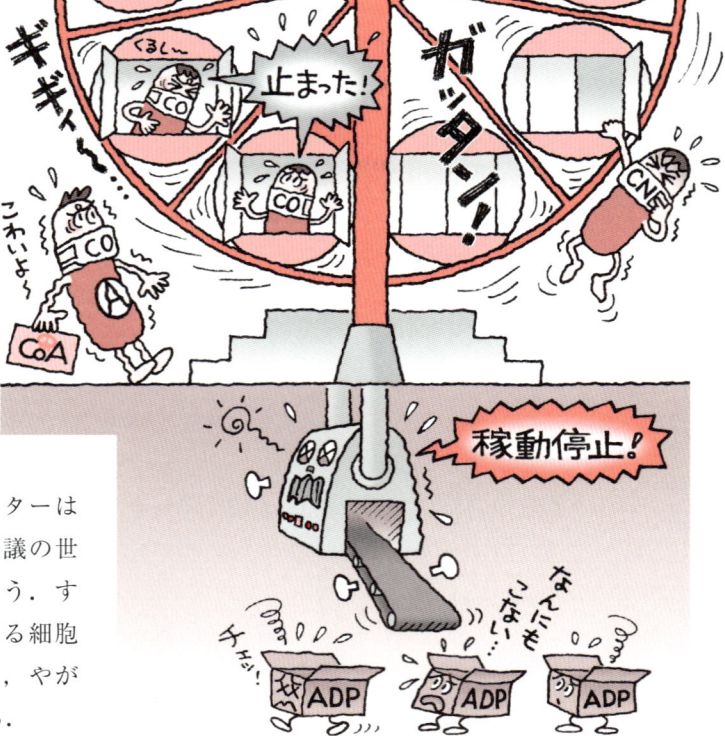

逆に，アセチル CoA がたくさん作られ過ぎて，観覧車の前に長蛇の列ができてしまうことがある．順番待ちに疲れたアセチル CoA の中には，エネルギーセンターを出て脂質の村に遊びに行ってしまう者もいる（アセチル CoA がエネルギー産生に利用されず，後述するように脂肪となって蓄積されることを意味する．これが肥満の原因となる．参照 p.32，絵 26）．

絵 12　観覧車の前の長蛇の列

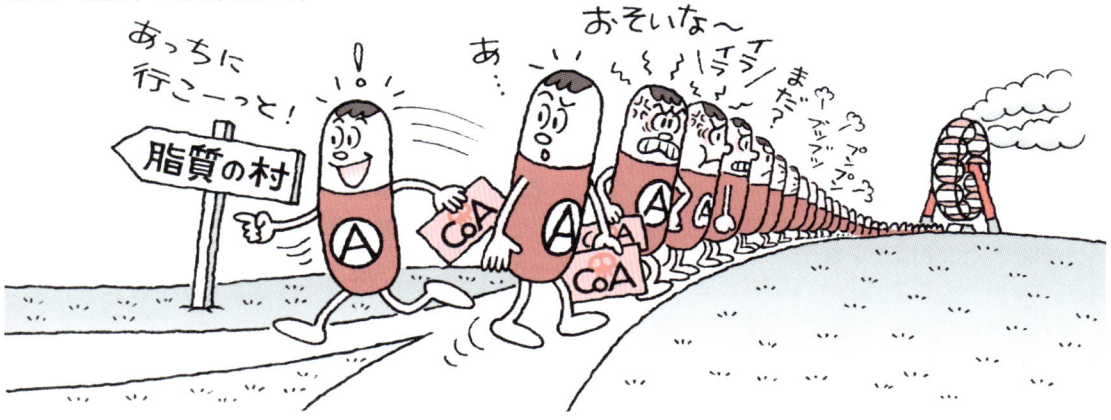

アルコールバー

エネルギーセンターでの見学が，ずいぶんと長くなって疲れてきたみたいだね．今日は，堅い話はこのくらいにして，エネルギーセンターのすぐ隣にあるアルコールバーに寄っていこう．随分，盛り上がっているだろう．実は，ここで出されるアルコールを飲むと（飲酒），とても陽気になって，観覧車や脂質の村にある上りのジェットコースターに乗りに行ってしまう者が多いんだ．ただし，すぐに酔いがまわってくるから気をつけてね（アルコールもアセチル CoA を作る材料としてエネルギー産生に利用される．ただし，飲み過ぎは，食べ過ぎと同様に，アセチル CoA を過剰に作り出してしまうため，脂肪に変換され，肥満の原因となるので要注意）．

絵 13　アルコールバー

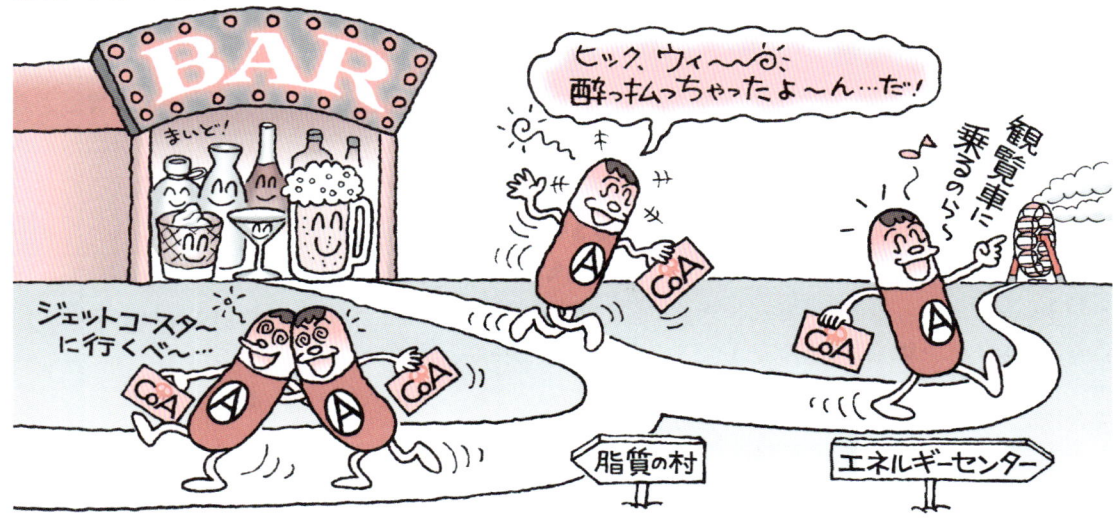

解 説

1　酵素の働き

酵素は化学反応の触媒として働くタンパク質である．触媒の語源は，中国語の"結婚媒酌人"に由来する．つまり，両者（男と女）の出会いを積極的に促進する働きを指して触媒というのである．結婚自体は双方の合意に基づくので，たとえ出会いがあっても相性が合わなければ結婚は成立しない．同様に，酵素の働きも反応する物質どうしの出合いを促進する（反応速度を高める）だけで，化学反応の相性（化学反応自体）を変える訳ではない．

酵素はどのような方法で反応速度を高めているかというと，出合いの障壁となっている活性化エネルギーの山を低くすることによって反応を起こりやすくしているのである．酵素自身は化学反応によって変化することはないので，触媒として何度でも利用できるが，酵素はタンパク質でできているので寿命がくれば代謝され分解されてしまう（参照 p.50，絵 41）．

2　ATP

体の中で作られたり使われたりする化学エネルギーの運搬分子である ATP（アデノシン三リン酸）は，エネルギーの宅配便にたとえられる．宅配便は長期間保管されることはなく，すぐにそして直接，必要な場所に配達されるからである．エネルギーをいつでもどこでも自由に使えるように，いったん，宅配便に詰め込んでおき，必要時に宅配便を開けて，化学エネルギーを利用するのである．

ATP は 3 つのリン酸をもっており，2 カ所のリン酸どうしの結合の中に高いエネルギーが保持されている．通常，エネルギーの出し入れ（消費と生成）は，1 カ所の高エネルギーリン酸結合の切断あるいは結合によって行われる．したがって，絵では ATP から 1 つリン酸がはずれた分子である ADP（アデノシン二リン酸）を，化学エネルギーを失った空の箱と表現している．しかし，ADP にはまだもう 1 つの高エネルギーリン酸結合が残っているので，必要な場合には，これもエネルギーとして利用することができ，さらにリン酸がはずれた AMP となる．

3　グルコース

ヒトを含めたほとんどの生物にとって，最も主要なエネルギー源となる物質である．食物繊維を除いて食事として摂取した糖質の大部分は，いったん，グルコースに変換された後，体内で利用される．

4　解糖系

グルコースを分解してエネルギーを作り出すための最初の反応系で，最終的に 2 個のピルビン酸あるいは乳酸が生成するまでの一連の化学反応をいう．

解糖系の中間代謝生成物は，グルコースから他の生体物質（脂質など）ができるとき（参照 p.22，絵 18）や，逆に，他の生体物質からグルコースが作られるとき（参照 p.27，8 糖新生，p.54，3 ケト原性アミノ酸と糖原性アミノ酸）の中間物質としても重要である．解糖反応では，ATP 2 個分に相当するエネルギーが使われ，ATP 4 個分に相当するエネルギーが生み出されるので，正味 2 個の ATP が生成したことになる．

5　乳酸

解糖系でグルコースから生成したピルビン酸は，通常，ミトコンドリアという器官にあるクエン酸回路（"TCA" 観覧車）で，酸素（O_2）を必要とする代謝を受け，大量のエネルギー産生（ATP 生成）に利用される．しかし，例外的に，赤血球にはミトコンドリアがない（したがって，クエン酸回路もない）ため，ピルビン酸は乳酸に変えられる．また，激しい運動を長く続けると，筋肉への O_2 供給が一時的に不足するため（観覧車に乗るのに必要な "O_2" マスクが足りなくなった状態），やはりピルビン酸は乳酸に変えられる．生じた乳酸は血液を介して肝臓に入り，そこで糖新生反応によりグルコースに再生される（参照 p.27，8 糖新生）ことが多い．

6 アセチルCoA

"TCA"観覧車の乗客として，観覧車を回す役割をもったエネルギーセンターの主役ともいうべき分子．エネルギーセンターの"解糖系"通路が，グルコースからのアセチルCoAの主要な供給路となっている．しかし，アセチルCoAはグルコースばかりではなく，後述するように，脂肪酸（参照 p.41，5 脂肪酸のβ-酸化）やアミノ酸（参照 p.47，絵 36）からも作られる．

解糖系でグルコースから生成したピルビン酸は，そのままではクエン酸回路に入ることはできず，酸化的脱炭酸反応を受けてアセチルCoAとなってから（ピルビン酸が"CoA"という切符をもらうこと）回路に入る．CoA（コエンザイムA）というのは，補酵素（酵素の作用を補助する物質，参照 p.56，12 酵素の補因子，p.88，3 ビタミン）の一種で，ピルビン酸から生成するアセチル基 $\left(CH_3-\overset{O}{C}-\right)$ や脂肪酸のアシル基（炭化水素鎖）の運搬体として働く．

7 クエン酸回路

アセチルCoAとして運ばれてきたアセチル基 $\left(CH_3-\overset{O}{C}-\right)$ を化学的に分解するための代謝回路で，その代謝過程を観覧車の回転に例えている．クエン酸回路を構成するメンバーが観覧車の9種類の座席で表されている．1つのアセチル基がクエン酸回路で代謝される間に，アセチル基に由来する炭素原子（C）は二酸化炭素（CO_2）になり，水素原子（H）は補酵素のNAD$^+$やFAD（どちらも酸化還元反応において水素原子の運搬体として働く）にいったん受け取られた後，最終的に電子伝達系を経て水分子（H_2O）になる．このように，アセチル基に由来する炭素原子や水素原子の最終的な受け取り手として，酸素分子（"O_2 マスク"）は必要となる．

8 電子伝達系

クエン酸回路でアセチルCoAから水素原子を受け取ったNAD$^+$やFADは，還元型補酵素のNADH＋H$^+$とFADH$_2$になる．還元型補酵素に移された水素（の電子）は，その後，バケツリレーのように次々といろいろな分子に手渡されていき，最終的にO_2が受け止めて水分子（H_2O）となる．この一連の化学反応のことを電子伝達系という．

9 酸化的リン酸化

電子が電子伝達系を構成する分子間を移動するごとにエネルギーの放出が起こる．これは，水素または電子の授受，すなわち酸化還元反応において，分子間での電位差に伴うエネルギーの解放が起こるからである．この解放されたエネルギーを，生物が利用できる化学エネルギー（ATP）に換えることを酸化的リン酸化という．

水素原子（実際に移動するのは電子）がNADH＋H$^+$から最終的にO_2に受け渡されるまでの間に3個のATPが，FADH$_2$からは2個のATPが共役して作られる．

電子伝達系と酸化的リン酸化

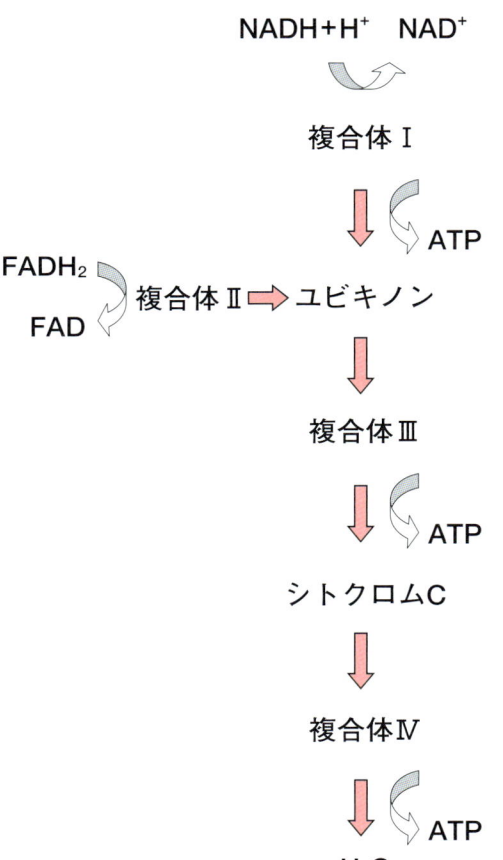

10　グルコースから生成するATPの数

　グルコースは"解糖系"通路を通る間に2個のピルビン酸に変わるとともに，それぞれ2個のATPと還元型補酵素のNADH＋H$^+$を生成する．このNADH＋H$^+$は細胞質（解糖反応が起こる場所）で生成するため，別の形で電子をミトコンドリアにある電子伝達系に送らなければならない．その方法に2つのしくみがあり，どちらのしくみを使うかで電子伝達系で作られるATPの数が2個あるいは3個となる．

　解糖系で生成したピルビン酸は，アセチルCoAとなってミトコンドリアにある"TCA"観覧車を回転させるが，ピルビン酸がアセチルCoAに変わるときにも1個のNADH＋H$^+$が生成する．アセチルCoAが乗った観覧車が1回転する間に，NADH＋H$^+$が3個と，同じく還元型補酵素のFADH$_2$が1個，さらに高エネルギー化合物のGTP（ATPと同等のエネルギーをもつのでATPに換算する）も1個できる．グルコース1個からは2個のピルビン酸ができるので，観覧車は2回転することになり，それぞれ還元型補酵素やGTPも2倍できることになる（つまり，グルコース1個からミトコンドリアではNADH＋H$^+$が計8個，FADH$_2$とGTPが2個ずつ生成する）．

　還元型補酵素は電子伝達系を通る間に，NADH＋H$^+$からは3個の，FADH$_2$からは2個のATPが生成するので，それぞれ24（8×3）個と4（2×2）個のATPができることになる．したがって，これらに2個のGTPと解糖系で生成するATPの数（6あるいは8）を加えた合計36（38）個がグルコース1個から生成するATPの数となる．

グルコース1個から生成するATPの数

反応系	起こる場所	生成物×数	ATP（個）
解糖系	細胞質	ATP×2 NADH＋H^{+*1}×2	2 4（6）
クエン酸回路と酸化的リン酸化	ミトコンドリア	NADH＋H^{+*2}×8 FADH$_2$×2 GTP^{*3}×2	24 4 2
		計	36（38）

^{*1} 細胞質で生成するNADH＋H$^+$からは，ATPは2個あるいは3個できる．
^{*2} ピルビン酸からアセチルCoAができる過程で1個のNADH＋H$^+$が生成し，アセチルCoAがクエン酸回路で処理される過程で3個のNADH＋H$^+$が生成する．
^{*3} GTP 1個はATP 1個分に相当する．

フットノート

〈エネルギー変換効率〉

　1 molのグルコースは酸素（O$_2$）と反応して燃焼すると686 kcalのエネルギーを放出する．
$$C_6H_{12}O_6 + 6O_2 \rightarrow 6CO_2 + 6H_2O + 686 \text{ kcal}$$
　一方，体内では1 molのグルコースから36(38) molのATPが作られる．ATP 1 molの高エネルギーリン酸結合には7.3 kcalのエネルギーが保持されているので，約263(277) kcalのエネルギーがATPに貯蔵されたことになる．これは，263(277)/686 = 38(40)％のエネルギー変換効率となる．この値は，人間が作り出したモーターなど（せいぜい5％程度）と比較して極めて高いエネルギー変換効率である．

11　三大エネルギー源

　糖質（でんぷんなど），脂質（脂肪など），タンパク質がそれぞれ消化されて生成するグルコース，脂肪酸，アミノ酸からもアセチル CoA は作られ，ATP 合成に利用される．ちなみに，体内で作られるエネルギーの内，約 60％ が糖質，約 25％ が脂肪で，残りがタンパク質でまかなわれている．糖質は体内で優先的にエネルギーに利用されることから，即時型エネルギー源といわれ，脂肪はエネルギーが足りているときには貯蔵され，足りなくなると分解されて利用される貯蔵型エネルギー源である．また，タンパク質は本来，体構成成分として機能しており，糖質や脂質からのエネルギー供給が十分でなくなった，飢餓時などの非常事態に使われる緊急型エネルギー源である．しかし，通常では，いらなくなったアミノ酸の処理をかねて（廃物利用）エネルギーが作られている．

ま と め

1. 体の中で作られたり使われたりする最も重要なエネルギーは，化学エネルギーである．
2. 化学エネルギーとは，原子や分子どうしを結びつけているエネルギーのことである．
3. 体の中で起こる化学反応（生化学反応）の特徴は，酵素の働きによって活性化エネルギーを低くし，円滑に化学反応を進める点にある．
4. 生物は，食事により体内にとり込んだ物質（エネルギー源）を化学的に分解する過程で解放される化学エネルギーを，上手に使って様々な生命活動を営んでいる．
5. 糖や脂質などを最終的に二酸化炭素（CO_2）や水（H_2O）になるまで少しずつ化学的に分解していき，その過程で発生する化学エネルギーを ATP に蓄えたうえで，必要に応じて生命活動のエネルギーとして利用している．
6. 解糖系はグルコースを分解してエネルギーとして利用するための最初の代謝経路で，グルコースは最終的に 2 個のピルビン酸あるいは乳酸になる．
7. ピルビン酸は，通常，ミトコンドリアという器官にあるクエン酸回路で，酸素（O_2）を必要とする代謝を受け，大量のエネルギー産生（ATP 生成）に利用される．O_2 がない場合には，ピルビン酸は乳酸となり肝臓でグルコースに再生されることが多い（糖新生）．
8. ピルビン酸は，酸化的脱炭酸反応を受けてアセチル CoA となってから（"CoA" という切符をもらい），クエン酸回路（観覧車）に入る．観覧車はアセチル CoA が乗ると自然に回りだし，一回転する間にアセチル CoA は二酸化炭素（CO_2）の煙となって消えてしまう．
9. 観覧車の回転によって生じたエネルギーは，エネルギー変換機（電子伝達系）で化学エネルギーに変えられ，"ATP" の宅配便に詰め込まれる（酸化的リン酸化）．
10. この観覧車を回転させる役目のアセチル CoA は，グルコースからだけではなく脂肪酸やアミノ酸からも作られる．観覧車の回転が止まると，生化学の不思議の世界のすべての機能は停止し，最終的に個体死を招くため，一瞬たりとも止まらないように，アセチル CoA は常に準備されている．
11. アセチル CoA がたくさん作られ過ぎると（エネルギーの過剰摂取），アセチル CoA から脂肪などが合成される（肥満の原因）．

2. あなたの大好きな"糖の村"

住人紹介

皆さんの大好きな糖の村[解1]へようこそ．まず，はじめに，糖の村の住人を紹介しよう．最初に，Mr.グルコース．彼は，糖の村のリーダーであるとともに，生化学の不思議の世界の幹事も務めている．エネルギーセンターを見学したときに，"解糖系"通路を頻繁に行き来している彼の姿を見かけた人も多いと思う（参照p.8, 絵6）．彼の仲間には，ガラクトースやフルクトース（果糖），核酸図書館に勤めている弟のリボースなどがいる．彼らのことを単糖といい，糖の村の基礎をつくる者たちである．

次に紹介するのは，甘いマスクで女性に人気の"ショ糖"ブラザーズ．彼らは，グルコースとフルクトースがペアを組んだ人気デュオで，二糖類を代表するトップスターである．その他にも，2つの単糖がつながってできている二糖類の仲間には，グルコースとガラクトースがペアを組んだ"乳糖"ブラザーズや，グルコースの双子のペアである"麦芽糖"ブラザーズなどがいる．

3番目に紹介するのは，抜群のプロポーションを誇るミス"オリゴ糖[解2]"嬢．彼女は，最近，その健康的な美貌が認められ，人気急上昇中である．単糖が3〜10個程度つながってできている彼女は，後で紹介する父さん（糖鎖）の愛娘でもある．

絵14　グルコース，ショ糖，乳糖，麦芽糖，オリゴ糖

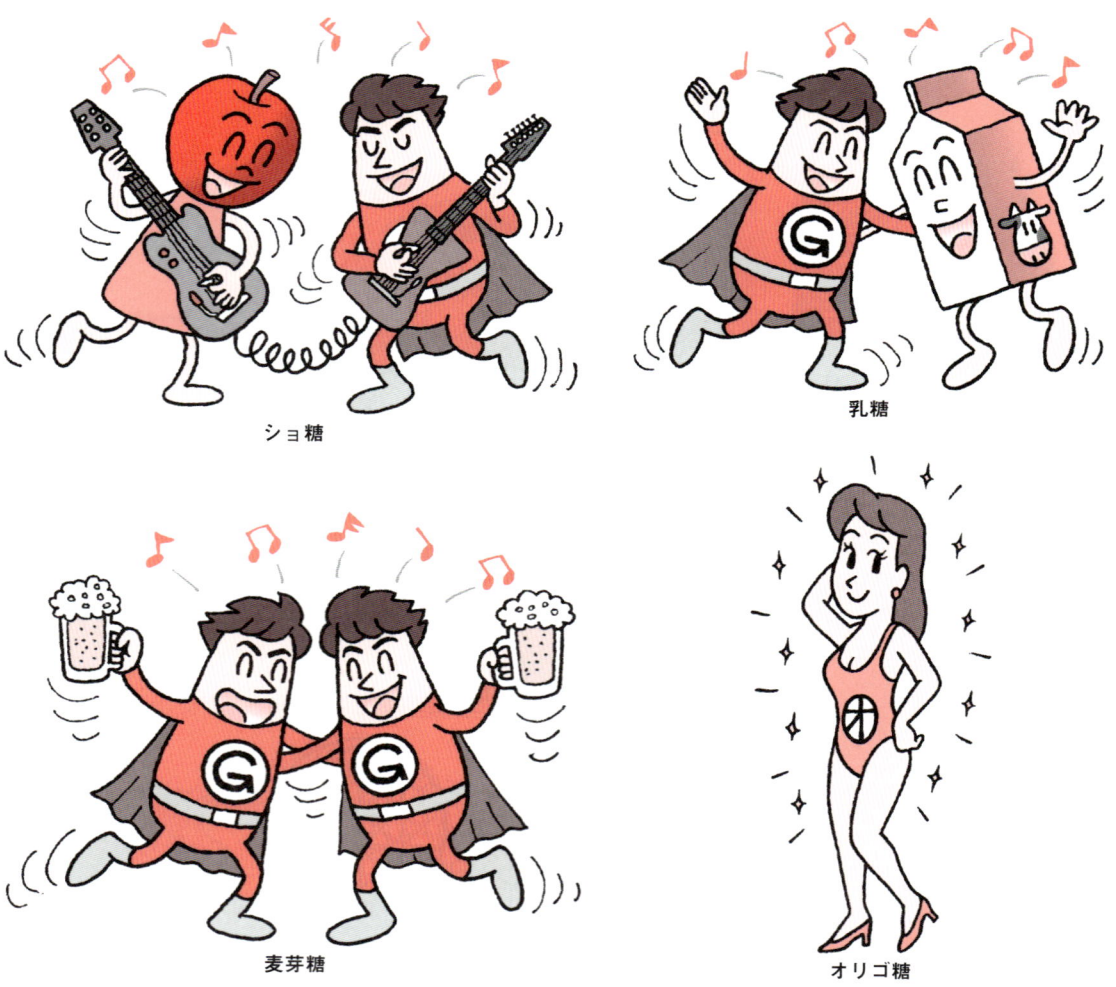

ショ糖

乳糖

麦芽糖

オリゴ糖

4番目に紹介するのは，庶民派の"でんぷん[解3]"母さん．彼女は最も人気のある食べ物（主食）として，生化学の不思議の世界だけでなくその他の世界でも有名である．"でんぷん"母さんは，グルコースがたくさんつながった体をしており，グルコースの生みの母でもある．彼女の親戚には，"グリコーゲン"叔母さんや"セルロース"叔父さんがいる．彼らも，"でんぷん"母さんと同じく，グルコースがたくさんつながった体をしたホモ多糖類[解4]の仲間である．"グリコーゲン"叔母さんは，糖の村の保管倉庫で暮らしているが，"でんぷん"母さんが不在のときには，グルコースの養母となる（食事をしていないときには，グリコーゲンからグルコースが作られる）．"セルロース"叔父さんは，ある事情（動物にはセルロースを分解する酵素がない）から，生化学の不思議の世界への出入りを禁止されており，今は，住宅関連の分野（木材）やファッション界（繊維）で活躍しているそうだ．

　最後に紹介するのは父さん（糖鎖）で，いろんな種類の単糖がたくさんつながった複雑な体をしている（ヘテロ多糖類[解5]）．糖鎖の分身でもある小柄な愛娘のミス"オリゴ糖"嬢は，後で見学するデュオ演劇場の糖脂質や糖タンパク質の舞台に出演している（参照 p.63，絵50）．一方，特に体の大きな糖鎖（父さん）（グリコサミノグリカン）は，細胞や臓器の国の間で紛争（摩擦）が起こらないように警備の仕事をしている（参照 p.63，絵51）．

絵15　でんぷん，グリコーゲン，セルロース，糖鎖

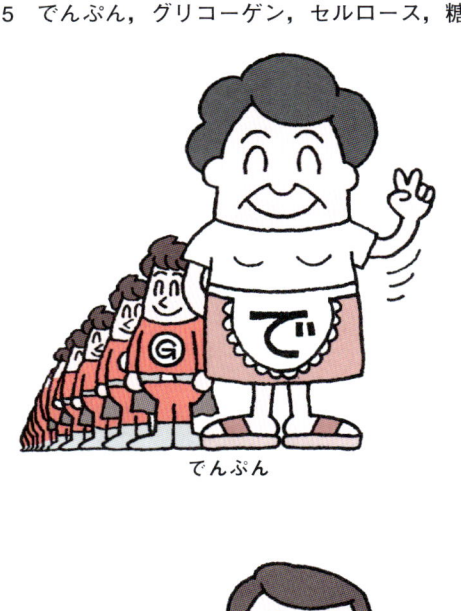
でんぷん

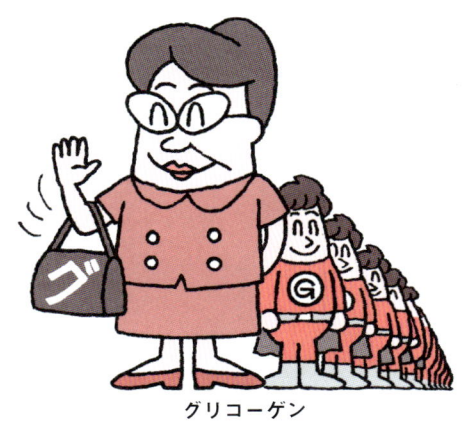
グリコーゲン

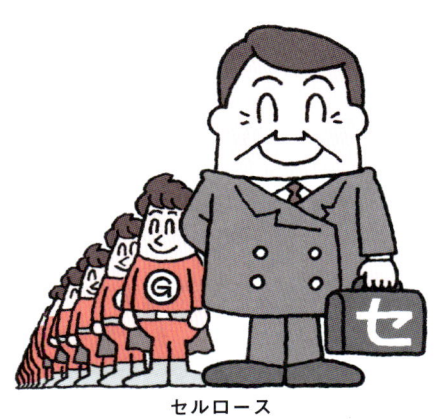
セルロース

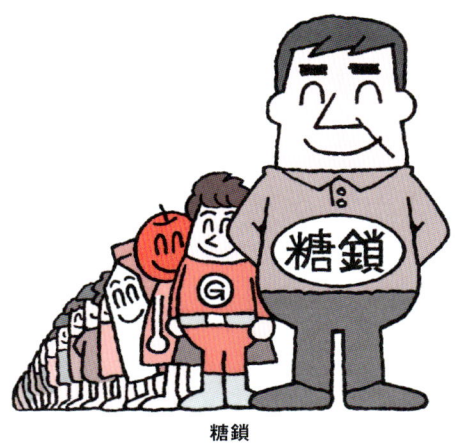
糖鎖

Mr.グルコースの血液の旅

　グルコースは，体中の各細胞の中にある生化学の不思議の世界のエネルギーセンターへ行く（エネルギー源として利用される）ため，血液の旅に出る．血液の旅に出たグルコースのことを血糖という．グルコースたちは，旅の出発地となる肝臓に集められ，どんなことがあっても 70〜110 mg/dl（空腹時血糖正常値）の集団を維持しながら旅を続けるように命じられる 解6．

　それでは，グルコースたちが一糸乱れぬ団結で血糖値を維持する様子を見てみよう．アッ！青いランプが点灯し，警告ブザーが鳴り始めた．これは，消化管から新入りのグルコースが大量に血液の中に入って来たことを知らせる信号だ．朝，食べたごはんの中の"でんぷん"母さんが消化されグルコースとなって，血中に大量に入って来たため，命じられた血糖値を上回ったようだ．この警告ブザーを聞いて駆けつけて来るのが，膵臓からやって来る"ホルモン"看護師の一人であるインスリンである．彼女は，血液中で増え過ぎたグルコースを減らすために，グルコースを細胞の中にあるエネルギーセンターの"解糖系"通路に誘導したり（解糖反応の促進），糖の村の保管倉庫で休憩する（グリコーゲンの合成 解7）ようにすすめる．このようにして，速やかに血糖値を正常範囲に戻すのである．

絵16　インスリンの働き

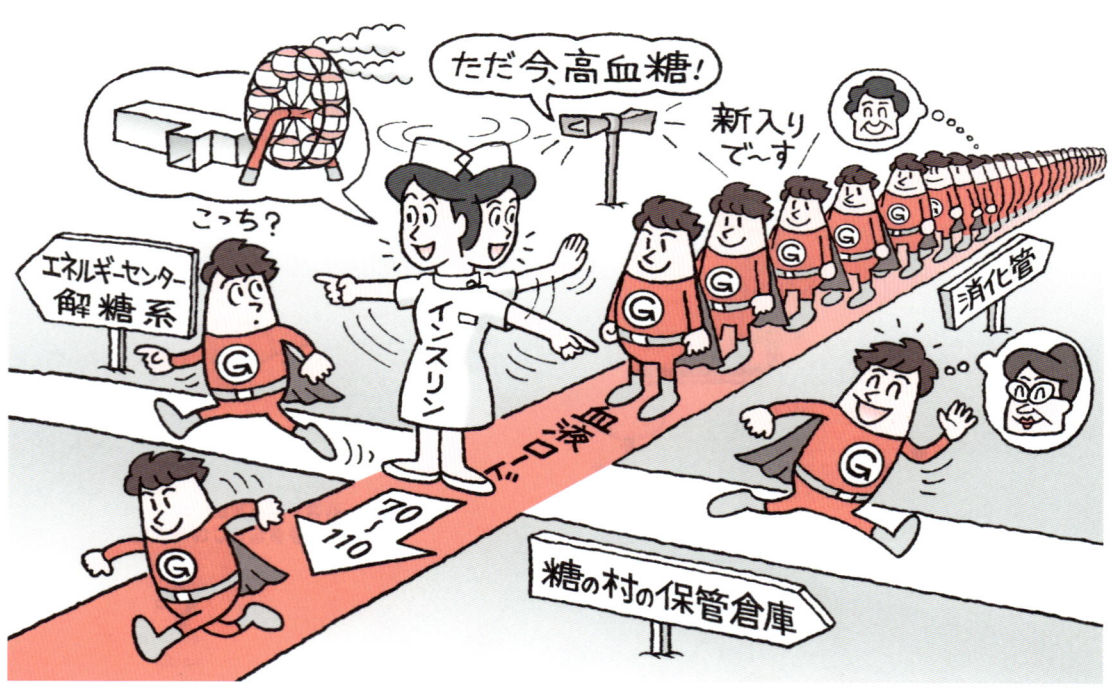

血液の旅に出たグルコースたちは，体中を循環していく間に，臓器や細胞の中にあるそれぞれの生化学の不思議の世界に定住の場を見いだし，そこで血液の旅を終える（エネルギー源として利用される）．

　このようにして，一緒に旅に出た仲間たちがどんどん少なくなっていき，命じられた血糖値が下回りそうになると，赤いランプが点灯し警告ブザーが鳴り始める．今度は，膵臓からグルカゴン，副腎からはアドレナリンやコルチゾール（糖質コルチコイド）といった複数の"ホルモン"看護師たちが駆けつけて来る．

　彼女たちは，血糖値がこれ以上低くなり過ぎないように，脂質の村の保管倉庫にあるグリセロール，アミノ酸商店街で売られているアミノ酸や，エネルギーセンターを追い出され糖の村に戻って来た乳酸などから，グルコースを作り出す（糖新生 解8）ように手配する．さらに，糖の村の保管倉庫で"グリコーゲン"叔母さんの懐に抱かれて眠っているグルコースを起こして（グリコーゲン分解 解7）血液中に戻し，血糖値の低下をくい止める．

絵17　糖新生とグリコーゲン分解

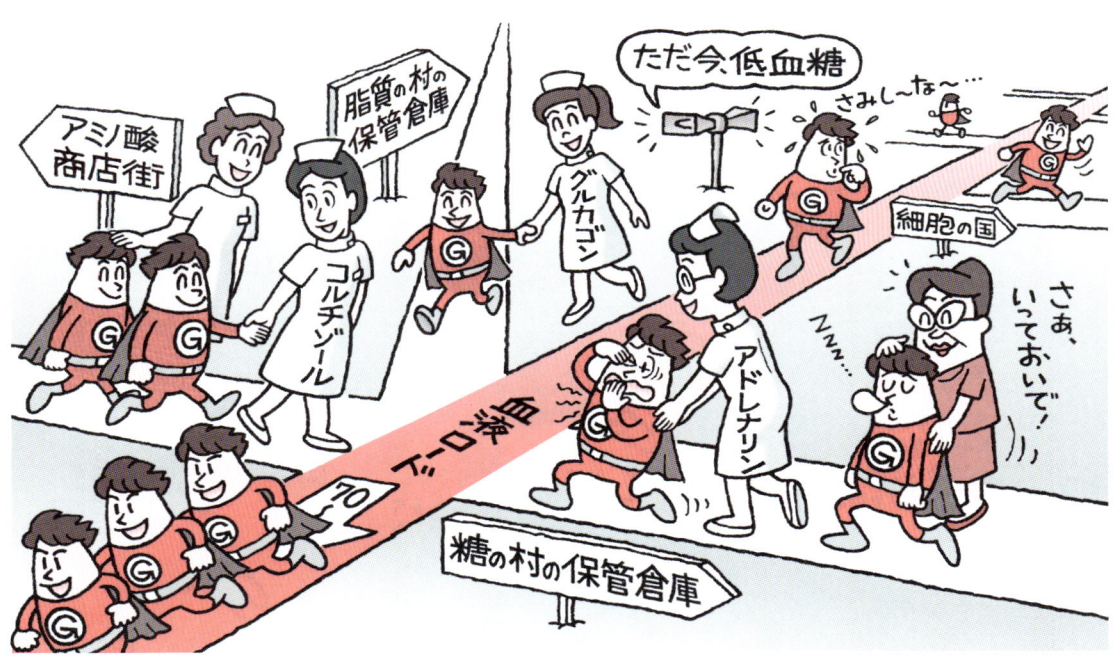

保管倉庫

　それでは，糖の村にあるいろんな施設の見学に行こう．はじめに，保管倉庫．ここは，"グリコーゲン"叔母さんが暮らしている小さな建物で，グルコースの血液の旅で見てきたように，旅の途中でグルコースが一時的に休憩できる施設になっている（血糖値が高くなり過ぎるとグルコースがグリコーゲンとして貯蔵され，血糖値が低くなってくるとグルコースとなって血中に放出される）．

　糖の村の保管倉庫はとても狭く，"グリコーゲン"叔母さんの懐で休めるグルコースの数は限られている．倉庫に入れてもらえなかったグルコースは，いったん，エネルギーセンターに入り"解糖系"通路の途中にある非常口から出て，"グリセロール"のハンガーとなって脂質の村の保管倉庫に置いてもらうことになる（参照 p.31，絵25）．しかし，血糖値が低くなってくると，その危機を救うため，グリセロールは脂質の村の保管倉庫を飛び出し，エネルギーセンターの非常口から"解糖系"通路をさかのぼりグルコースとなって血液中に引き返して来る（糖新生）．

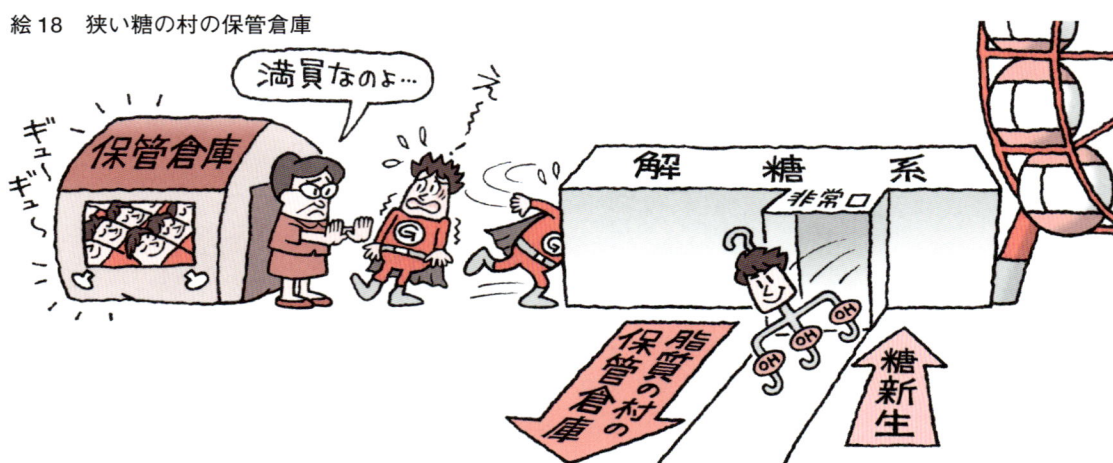

絵18　狭い糖の村の保管倉庫

ペントース発電室

　五角形の形をしたペントース発電室（ペントースリン酸回路 解9）では，還元エネルギーが詰まった"NADPH 解10"印の接着剤が作られている．これは，不思議の世界で作られるいろんな物の製造

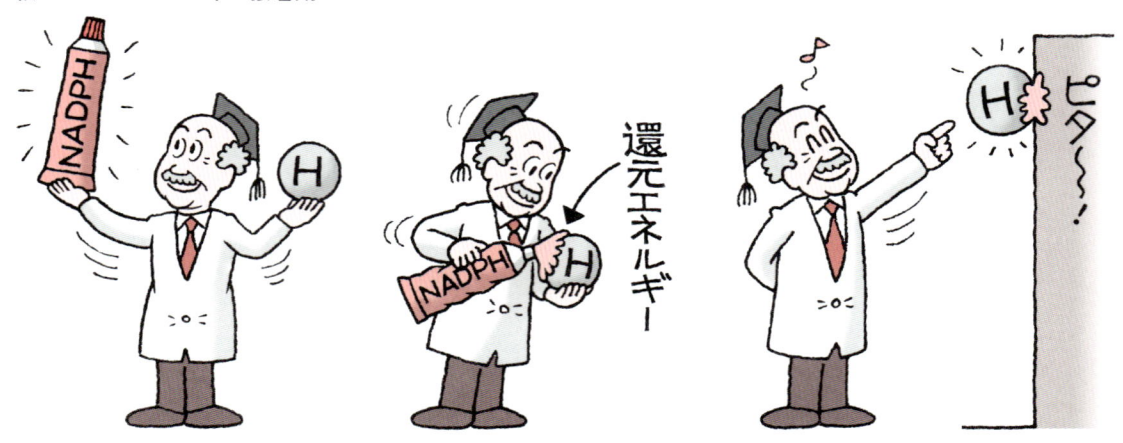

絵19　"NADPH"印の接着剤

過程（生合成）で使われている接着剤で，主に水素原子をくっつけるときに使われる．

ペントース発電室では，もう1つとても大切なことが行われている．それは，リボース[解11]というグルコースの弟の誕生である．リボースは弟でありながら，兄のグルコースとは全く違う運命をたどる．生まれるとすぐに糖の村を出て，北方にある核酸図書館で働くように命じられる（参照 p.67～69，絵53, 54）．

絵20　弟のリボースの誕生

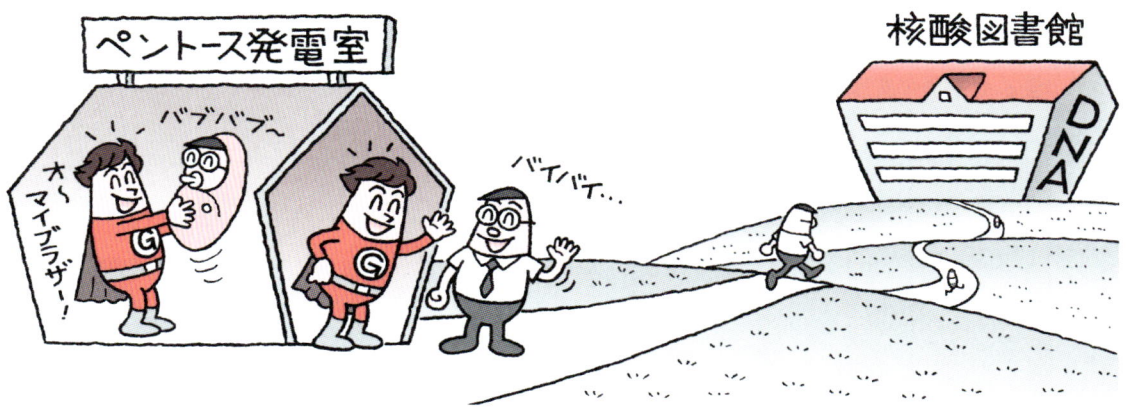

"抱合"訓練所

ここは，特殊な任務を命じられたグルコースが"グルクロン酸"刑事となるために訓練を受けている秘密基地である．ここでは，体の中に侵入してきた薬物や毒物などの危険者や，体にとって不要物となった不審者を，抱合[解12]という後ろから抱きついて捕まえてしまう技を訓練している．一人前となった"グルクロン酸"刑事は，任地の肝臓に派遣され，そこで任務を遂行する．ここには，不思議の世界の東部にあるポルフィリン兵舎で力尽きた"赤血球"一等兵の遺骸も運ばれて来る（参照 p.80，絵63）．この遺体処理も"グルクロン酸"刑事の大切な仕事の1つである．

絵21　抱合

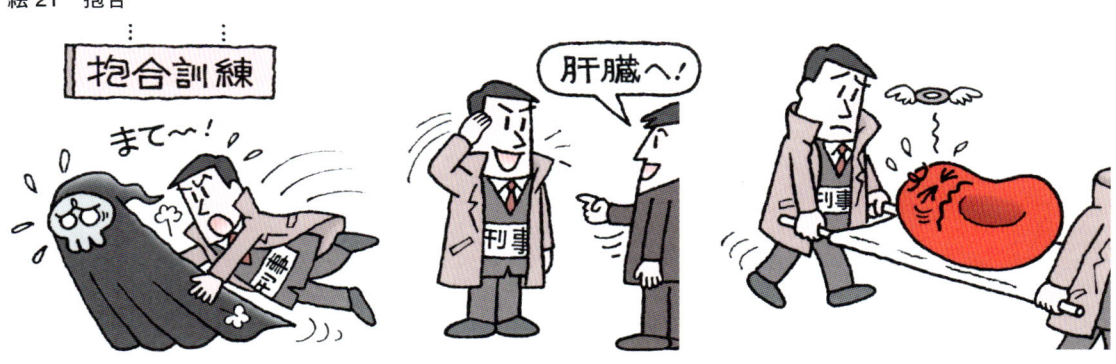

糖の村と他の施設との関係

　糖の村からエネルギーセンターへは，Mr.グルコースが観覧車を回す役目のアセチルCoAとなるために頻繁にやって来る．観覧車に乗り込むアセチルCoAの半分以上がグルコースの出身である．逆に，エネルギーセンターから糖の村へは"O_2"マスクをもらえず"乳酸"のレッドカードを貼られ，再教育を受けてグルコースになるために引き返して来る者がいる（参照p.9，絵7）．

　糖の村と脂質の村は，エネルギーセンターの"解糖系"通路の途中にある非常口を介して往来がある．糖の村からは，保管倉庫が狭くて中に入れなかったグルコースが，"グリセロール"のハンガーとなって，脂質の村の立派で大きな保管倉庫に置いてもらっている（参照p.22，絵18）．一方，血糖値の低下という非常事態が起こると，脂質の村からグリセロールが"解糖系"通路をさかのぼりグルコースとなって戻ってくる（糖新生）．

　その他にも，糖の村からは，リボースが核酸図書館へ，ミス"オリゴ糖"嬢がデュオ演劇場へと出向いている．

絵22　糖の村と他の施設との関係

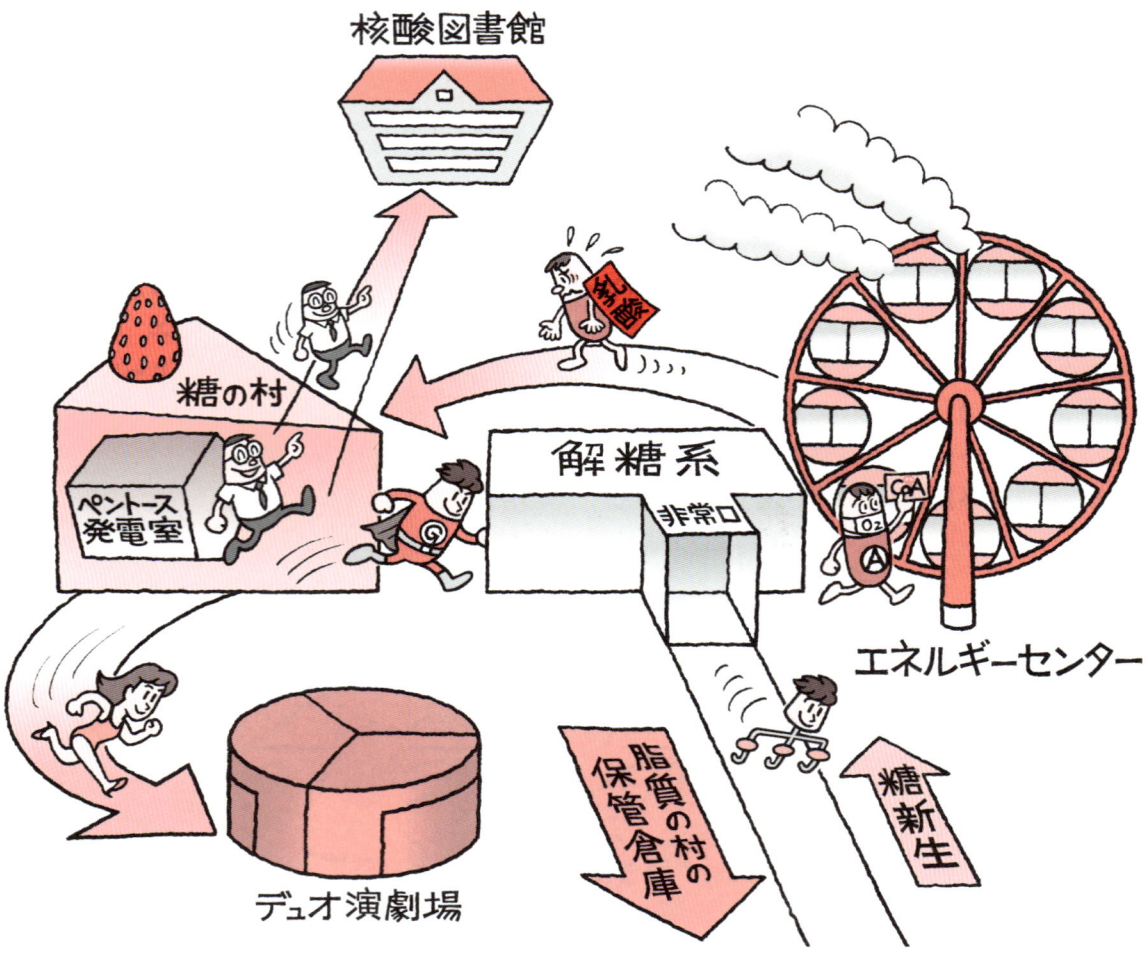

解 説

1 糖質

アルデヒド基 $\left(-\overset{\overset{O}{\|}}{C}-H\right)$，またはケトン基 $\left(-\overset{\overset{O}{\|}}{C}-\right)$ をもつ多価アルコールと定義される．多価アルコールとは水酸基（－OH）をたくさんもっているという意味で，水に溶けやすい性質を示す．糖質の最小単位を単糖といい，単糖を構成する炭素原子の数によって，三～七炭糖に分類される．炭素原子が6個のグルコースは，六炭糖の仲間である．さらに，単糖がいくつつながってできているかで，単糖類，オリゴ糖類，多糖類に分類される．

2 オリゴ糖

二糖類を含め，10個程度まで単糖がグリコシド結合でつながったものをいう．グルコース（ぶどう糖）とフルクトース（果糖）からなるスクロース（ショ糖：砂糖のこと）は，食物中の主要な甘味成分で，ヒトがでんぷんに次いで最も多く摂取する糖質である．ラクトース（乳糖）は乳汁中に含まれる二糖類で，乳児の主要なエネルギー源である．マルトース（麦芽糖）はでんぷんの消化過程で生成する二糖類でもある．3個以上の単糖がつながったオリゴ糖は，従来から生体防御や分子の認識機構の面から研究されてきたが，最近では，腸内細菌への影響が注目され，健康や免疫力の増強に効果があることから機能性健康食品として人気を集めている．

3 でんぷん

ごはん（米），パン（小麦），芋類などヒトが主食として摂取する食物中に含まれる糖質で，グルコースの最も主要な供給源である．でんぷんは数百から数千個のグルコースがつながったホモ多糖で，直鎖のもの（アミロース）や枝分かれ構造を含むもの（アミロペクチン）からなる．でんぷんが消化されてグルコースが生成することから，でんぷんをグルコースの生み母と表現している．

4 ホモ多糖

でんぷんのように，一種類だけの単糖がたくさんつながってできているものをホモ多糖という．グリコーゲンやセルロースもでんぷんと同じく，グルコースのホモ多糖である．

グリコーゲンは動物体内でのグルコースの貯蔵体（でんぷんは植物におけるグルコースの貯蔵体）で，食事によるでんぷんからのグルコースの供給が足りなくなったとき（ごはんを食べていないとき）に，でんぷんに代わってグルコースを生み出すことから，その働きをグルコースの養母に例えている．グリコーゲンはでんぷんと比べて，さらに枝分かれ構造が多く，分子量も数百万に及ぶ巨大な多糖体である．

セルロースは植物の構造多糖で，木材や麻・木綿などの成分として，我々の衣・住を支える大切な役割を担っている．食物中では食物繊維となるもので，消化され栄養素として利用されないことから，生化学の不思議の世界への出入りを禁じられていると表現している．セルロースは，でんぷんやグリコーゲンの場合とは異なる様式でグルコースどうしが結合しており，これを切断できる酵素を動物はもっていないため，消化してグルコースとして利用できない．ちなみに，草食動物は，胃に寄生する細菌が分泌する酵素でセルロースを消化し，生成したグルコースをエネルギー源として利用している．

5 ヘテロ多糖

複数の種類の単糖がたくさんつながった多糖をいう．比較的単純な二糖の単位の繰り返し構造をもつグリコサミノグリカン（ムコ多糖）は，臓器や組織間でクッションのような役割を担う結合組織の主要成分である．この働きを例えて，細胞や臓器の国の間で紛争（摩擦）が起こらないように警備の仕事をしていると記述している．

一方，構成糖の種類や糖鎖の枝分かれがより複雑で，糖鎖の短いヘテロオリゴ糖（糖鎖の分身でもある小柄な愛娘のミス"オリゴ糖"嬢）は，タンパク質や脂質と結合した糖タンパク質および糖脂質として分布していることが多い（参照 p.65，5 糖タンパク質）．

6 血糖調節のメカニズム

血糖	分泌ホルモン	分泌臓器	グリコーゲン	解糖	糖新生
上昇時	インスリン	膵：ランゲルハンス B	合成	促進	抑制
下降時	グルカゴン	膵：ランゲルハンス A	分解	抑制	促進
	アドレナリン	副腎髄質			
	糖質コルチコイド	副腎皮質			

フットノート

〈血糖値を一定に保つ意義〉

　赤血球や脳は，グルコースを唯一のエネルギー源として利用している細胞・臓器（脳は飢餓などの緊急時にはケトン体も利用できる）であり，かつコンスタントにエネルギーを消費している．特に，脳への安定的なグルコースの供給は，脳機能を正常に維持するうえで極めて重要であり，このため，血糖値は生涯を通じてほぼ一定の値に維持される必要がある．血糖値が 40 mg/dl 以下になると，脳機能は著しく障害を受け，20 mg/dl 以下では昏睡状態となり，やがて死に至る．

〈糖尿病〉

　高血糖時に比べて低血糖時での"ホルモン"看護師の数が多いのは，生物の長い進化の歴史の中で，低血糖（飢餓状態）に遭遇することの方が圧倒的に多かったという事情による．低血糖というエネルギー不足による生命存続の危険を避けるために，幾重もの防御網が張り巡らされているのである．これに対して，高血糖時の看護は，インスリンだけに任されている．飽食の時代という，これまで人類が経験したことのない高血糖状態が繰り返される中で，インスリンは頻繁に出動を余儀なくされ，疲弊してしまった状態が糖尿病である．

定義：インスリン作用の欠乏によって起こる病気

病態：・尿糖の出現：血糖値が 180 mg/dl 以上になると，腎臓でのグルコースの再吸収の限界を超えるため，尿中にグルコースが排泄されてしまう（真性糖尿）．腎機能が低下した場合でも，腎臓でのグルコースの再吸収能の低下により，尿糖が出現する（腎性糖尿）．

　　　・エネルギー不足と脱水症状：
　　　　空腹→多食（例：ガソリンタンクに穴があいた車）
　　　　多尿→口渇，多飲
　　　　体タンパク質の分解亢進→体重減少
　　　　脂肪分解亢進→ケトン体生成（ケトアシドーシス）
　　　　血管炎症→毛細血管の変性（網膜症）

分類：1型　病因）インスリン自体の絶対的欠乏（自己免疫性）
　　　　　　特徴）若年で発症
　　　　　　治療）インスリン注射（毎食後）
　　　2型　病因）インスリン分泌の低下とインスリン抵抗性（レセプターの異常など）
　　　　　　特徴）糖尿病の 8〜9 割を占める．中年で発症，肥満が危険因子
　　　　　　治療）食事制限，運動療法

7 グリコーゲンの合成と分解

食事により血糖値が高くなると，余剰のグルコースは主に肝臓と筋肉でグリコーゲンとして貯えられる．逆に，血糖値が低くなると，グリコーゲンは分解されてグルコースとなり血糖維持に利用される．肝臓のグリコーゲンは，このような血糖調節にかかわっているのに対して，筋肉中のグリコーゲンはもっぱら筋肉内でのエネルギー源として利用され，血糖維持には関与しない．肝臓に蓄えられるグリコーゲンは，一晩寝ている間に使われる生命維持のためのエネルギーをまかなえる程度の量でしかない（糖の村の保管倉庫はとても狭い）．

8 糖新生

アミノ酸，乳酸，グリセロールなどからグルコースを作り出す化学反応のことを糖新生といい，肝臓と腎臓で行われる．糖新生の材料となりうるアミノ酸のことを糖原性アミノ酸という（参照 p.54，3 ケト原性アミノ酸と糖原性アミノ酸）．乳酸は，赤血球や長期間激しい運動をした筋肉などで，グルコースの解糖によって生じる最終生成物である（参照 p.14，5 乳酸）．グリセロールはトリグリセリド（中性脂肪）から脂肪酸がはずされた後に残るもの（参照 p.40，3 中性脂肪）で，解糖系の中間生成物にもなる．

9 ペントースリン酸回路

グルコースの代謝経路の 1 つで，五炭糖（ペントースという．五角形のペントース発電室と表現した由来）のリボースなどが生成する．実際のペントースリン酸回路はかなり複雑で，五炭糖ばかりではなく三炭糖から七炭糖までが中間代謝物として生成し，ペントースリン酸回路の 2 カ所で NADPH（還元型補酵素の一種）が生成する．

10 NADPH （正確には $NADPH+H^+$ であるが，便宜的に NADPH と記す．）

クエン酸回路で登場した $NADH+H^+$ や $FADH_2$（参照 p.15，8 電子伝達系）と同じ還元型補酵素の仲間で，補酵素の一種である NADP が水素原子を受け取ったときの姿である．$NADH+H^+$ や $FADH_2$ の場合は，受け取った水素原子を電子伝達系で最終的に酸素（O_2）に渡して水分子（H_2O）として廃棄するとともに，そのとき生成するエネルギーを"ATP"の宅配便に詰め込む作業（酸化的リン酸化）が行われる．

一方，NADPH の場合は，受け取った水素原子を他の分子に与える（還元剤として作用）とともに，その分子と水素原子をくっつけるのに必要なエネルギーとして還元エネルギーを提供する．還元エネルギーとは，水素原子を奪われた分子から解放される水素原子をつなぎとめていた化学エネルギーのことで，これを，いったん，"NADPH"印の接着剤のチューブの中に封じ込めておき，次に，別の分子に水素原子をくっつけるときに利用するのである．NADPH は主に，脂肪酸，コレステロール，ステロイドホルモンなどの生合成反応時に還元剤（水素原子を提供するもの）として使われる（参照 p.32，絵 26）．

フットノート

〈酸化と還元〉

分子間での電子や水素原子の受け渡しを伴う化学反応のことを酸化還元反応という．酸化（される）とは電子や水素原子を失うことで，還元（される）とは電子や水素原子をもらうことをいう．電子や水素原子を失うということは，それを奪ったものがいるはずだし，電子や水素原子をもらうということは，それを与えたものがいるはずである．このように，両者の関係は相対的で，一方だけの反応が起こることはなく，必ず酸化と還元は同時に起こる．

11 リボース

六炭糖（6 つの炭素原子からなる糖）のグルコースからペントースリン酸回路により，炭素原子が 1 つ少ない五炭糖のリボースが生成することを指して，弟の誕生と記述している．リボースは RNA（RNA の R はリボースの意味）や各種補酵素の構成糖として重要であり，また，DNA の構成糖であるデオキシリボースもリボースから合成されることから，リボースは核酸図書館にとって極めて重要な糖である．

12 抱 合

　体内には，毒，薬，不要物を肝臓にある酵素（シトクロム P-450 など）で代謝し，無毒で水に溶けやすい形にして（抱合），尿や胆汁として体外に排泄する機構が存在する．抱合物質には，グルクロン酸以外にもグルタチオン，硫酸，アミノ酸（グリシン，グルタミン，タウリン）などがある．

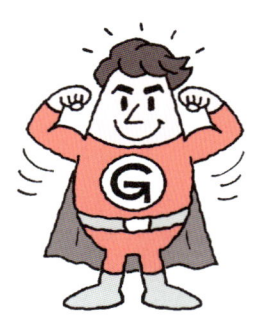

まとめ

1. グルコースはヒトを含めたほとんどの生物にとって，最も主要なエネルギー源となる物質である．
2. でんぷんは主食として摂取する糖質で，グルコースがたくさんつながったホモ多糖体構造をもち，最も重要なグルコースの供給源である．
3. グリコーゲンは動物体内でのグルコースの貯蔵体（でんぷんは植物におけるグルコースの貯蔵体）で，食事によるでんぷんからのグルコースの供給が足りなくなったときに，でんぷんに代わってグルコースを生み出す．
4. 体中の細胞にエネルギー源として送り込まれる血液中のグルコースのことを血糖といい，ホルモンの作用により一定の濃度範囲（70〜110 mg/dl）に維持されている．
5. 血糖上昇時には，膵臓からインスリンが分泌され，グリコーゲン合成や解糖反応が促進されることにより，速やかに血糖値は正常範囲に戻る．
6. 血糖下降時には，膵臓からグルカゴン，副腎からはアドレナリンやコルチゾールが分泌され，グリコーゲン分解や糖新生反応が促進され，解糖反応が抑制されることにより，速やかに血糖値は正常範囲に戻る．
7. グリセロール，乳酸，アミノ酸などからグルコースを作り出す化学反応のことを糖新生という．
8. （真性）糖尿病はインスリン作用の欠乏によって起こり，高血糖状態が改善されない病気である．
9. ペントースリン酸回路はグルコースの代謝経路の1つで，リボース（核酸や補酵素の合成材料として重要）やNADPH（脂肪酸，コレステロール，ステロイドホルモンなどの生合成反応時に還元剤として利用される）の生成に重要である．
10. グルコースから生成するグルクロン酸は，体内の薬・毒・不要物を無毒で水に溶けやすい形にして（抱合），体外に排泄する重要な役割を担っている．

3. ソーセージの形をした"脂質の村"

　生化学の不思議の世界の南方には，ソーセージの形をした大きな村がある．これが脂質の村で，体重が重いヒトほど脂質の村も大きい．

住人紹介

　脂質の村には"脂肪酸 解1"一族と"イソプレン"一族が住んでいる．"脂肪酸"一族の特徴は，水を弾いてしまう炭化水素の長い体に，酸の性質を示すカルボキシル基（COOH）のしっぽをもっていることである．"脂肪酸"一族には，炭化水素の体が硬くて曲がらない飽和脂肪酸と，二重結合の関節があるために体が軟らかい不飽和脂肪酸がいる．

絵23　飽和脂肪酸と不飽和脂肪酸

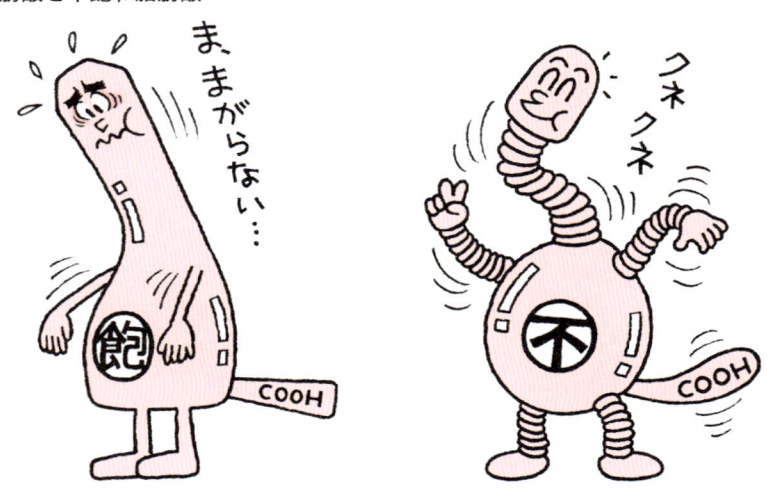

　飽和脂肪酸の仲間の中で大勢いるのが，パルミチン酸（C16：0）とステアリン酸（C18：0）である．また，不飽和脂肪酸の中で有名なのは，リノール酸（C18：2），リノレン酸（C18：3），アラキドン酸（C20：4）などである〔Cの後の16や18は炭素原子の数，：の後の数字（飽和脂肪酸の場合は0）は二重結合の数を示す〕．特に，アラキドン酸は特殊な才能をもっており，仕切り壁から生まれる"生理活性"薬剤師（エイコサノイド）としても活躍している（参照p.36, 絵30）．その他にも，不飽和脂肪酸の仲間には，健康や頭脳によいと人気のあるエイコサペンタエン酸（EPA，C20：5）やドコサヘキサエン酸（DHA，C22：6）がいる．

　多価不飽和脂肪酸（二重結合の関節を2つ以上もつ不飽和脂肪酸）の弱点は，"活性酸素（フリーラジカル）"という特殊な酸素爆弾に被爆しやすいことで，被爆すると二重結合の関節を傷めて負傷（酸化）してしまう 解2．活性酸素というのは，"O_2"マスクが途中で不良となり爆発してしまうもので，生化学の不思議の世界に運ばれてくる"O_2"マスクの内，数％の割合でこのような爆発が起こるといわれている．この酸素爆弾による被害の蓄積が，生化学の不思議の世界を老朽化させたり（老化），動脈硬化などの疾病（参照p.62, 絵49）を引き起こす原因と考えられている．したがって，不思議の世界には，酸素爆弾を速やかに処理する機構や，被害を最小限に抑えたり，被爆した者を救助するシステムが備えられている（抗酸化機構）．

絵24　多価不飽和脂肪酸の酸化と抗酸化機構

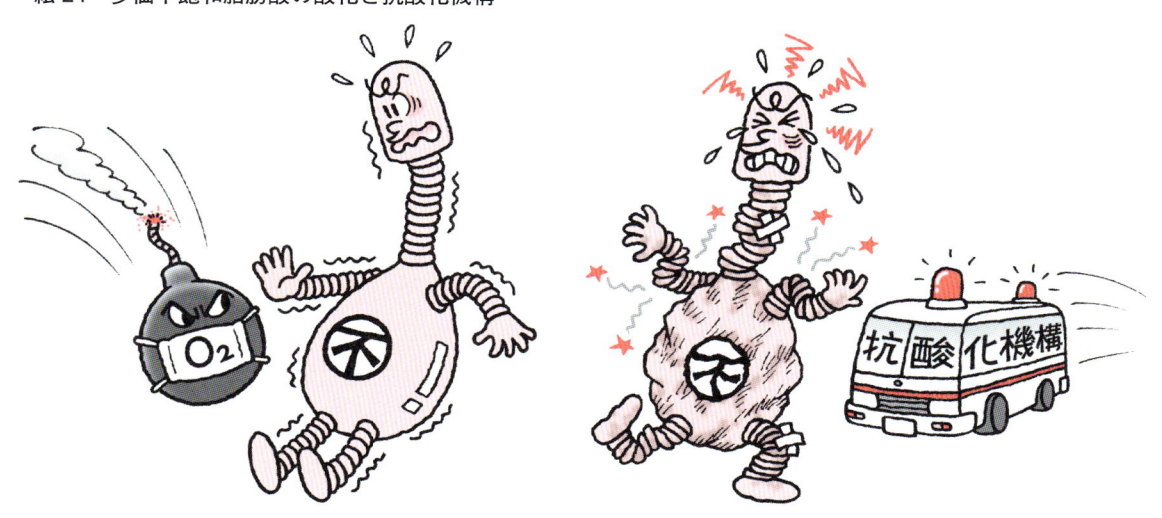

"イソプレン"一族については，イソプレン住人地区を見学するときに，詳しく述べることにしよう．それでは，脂質の村のいろいろな施設を見て回ることにしよう．

保管倉庫

　この巨大な倉庫の中では，脂肪酸が"グリセロール"のハンガーに吊るされた状態で眠っている．"グリセロール"のハンガーには，OH基の留め金が3つ付いており，それぞれに脂肪酸がCOOH基のしっぽを引っ掛けてぶらさがっている（エステル結合）．"グリセロール"のハンガーに脂肪酸が1つだけ吊るされているものをモノグリセリド，脂肪酸が2つ吊るされているものをジグリセリド，脂肪酸が3つ吊るされているものをトリグリセリド（中性脂肪）解3という．保管倉庫の中の脂肪酸は，ほとんどがトリグリセリドの形で貯蔵されている．ちなみに，肥満とは，脂質の村の保管倉庫がトリグリセリド（中性脂肪）で満杯となった状態といえる．

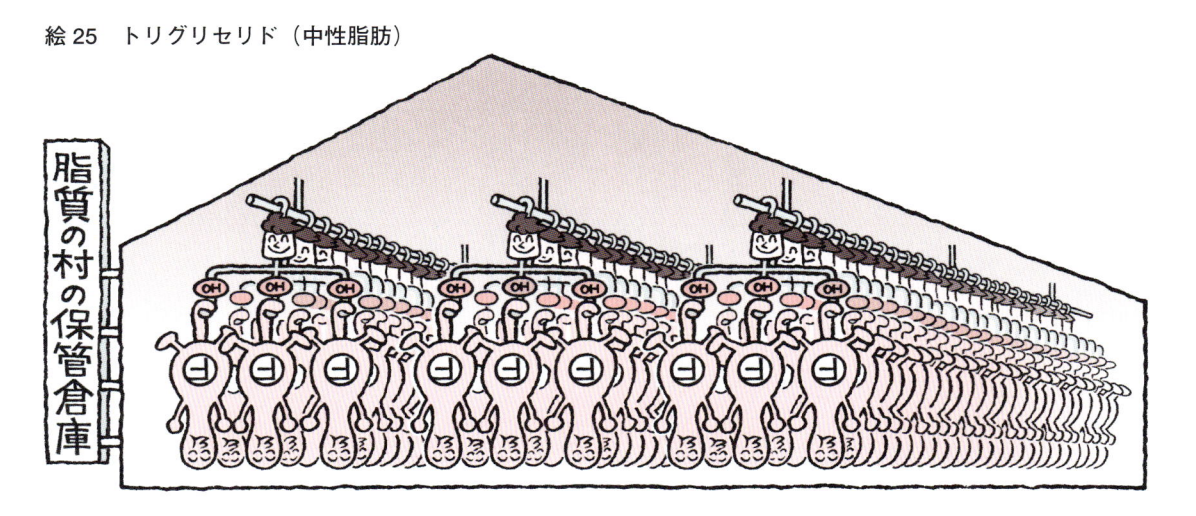

絵25　トリグリセリド（中性脂肪）

上りのジェットコースター

　この上りのジェットコースター**解4**には，エネルギーセンターの"TCA"観覧車に乗るための順番待ちに疲れたアセチルCoA（参照 p.13, 絵12）が，観覧車に乗るかわりにやって来る．実は，アセチルCoAはエネルギーセンターから出てはいけない規則になっているので，クエン酸に変装してエネルギーセンターの裏口からこっそり脱け出し，脂質の村にやって来るとまた元のアセチルCoAに戻りジェットコースターに乗り込む．クエン酸というのは，観覧車の座席の1つで，アセチルCoAが乗って最初に変わる形の座席でもある（参照 p.10, 絵8）．エネルギーセンターの裏口は，観覧車の座席を作るための材料として，アミノ酸商店街から頻繁にアミノ酸が運び込まれて来る通路なので，クエン酸に変装すれば気づかれないでエネルギーセンターから出られるのである．

　アセチルCoAが乗ったジェットコースターが一回転しながら一段上る間に，もう1つのアセチルCoAがコースターに飛び乗って来て合体する．さらに，コースターが回転しながら一段上るたびに，新しいアセチルCoAが飛び乗って来て合体を繰り返す．このようにして，2つずつ炭化水素の体が伸びていき（アセチルCoAは2つの炭素原子の運搬体なので），徐々に背の高い脂肪酸ができてくる．このとき，アセチルCoAの合体には糖の村のペントース発電室で作られていた"NADPH"印の接着剤（参照 p.22, 絵19）が使われる．すなわち，上りのジェットコースターはアセチルCoAから脂肪酸を合成するためのものなのである．

　ただし，脂肪酸の中には，リノール酸（C18：2）やリノレン酸（C18：3）のように，この上りのジェットコースターでは作れない脂肪酸もある．これらの脂肪酸は，来客（食物）として脂質の村に招かれてくるので，必須脂肪酸（食事として欠くことのできない脂肪酸）と呼ばれる．

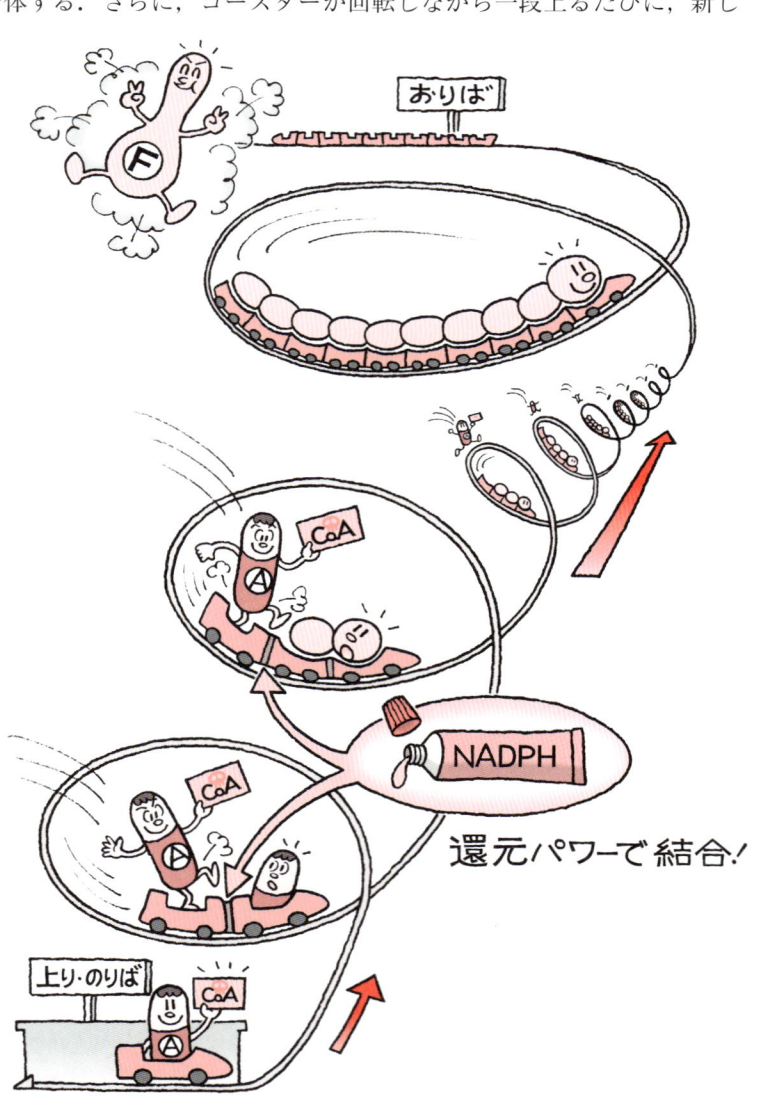

絵26　上りのジェットコースター

下りのジェットコースター

　一方，「β-酸化[解5]」と表示されている下り専用のジェットコースターは，脂肪酸をエネルギー源として利用するため，脂肪酸からアセチルCoAを作るためのもので，本当は脂質の村ではなくエネルギーセンターの観覧車の隣にある．

　脂肪酸は，ふだんは"グリセロール"のハンガーに吊るされてトリグリセリド（中性脂肪）として保管倉庫の中で眠っているが，下りのジェットコースターに乗るためにハンガーからはずされてやって来る．脂肪酸はそのままの姿ではエネルギーセンターの中に入れないので，"CoA"（怖えー）という切符（ピルビン酸が観覧車に乗るときにもらう切符と同じもの）をもらいアシルCoA（活性化された脂肪酸）となってから，"カルニチン"橋を渡ってエネルギーセンターの中に入り，下りのジェットコースターに乗り込む．

　下りのジェットコースターに乗ったアシルCoAは，一回転して一段下る間に2つの炭素原子がはずれ，これはアセチルCoAとなってコースターから飛び降りていく．さらに，ジェットコースターが回転しながら一段下るたびに2つの炭素原子が外れ，次々とアセチルCoAとなって飛び降りていく．

　これらは脂肪酸出身のアセチルCoAとして，隣にある観覧車（クエン酸回路）に乗って，"ATP"のエネルギーの宅配便を作るのに利用される．また，2つの炭素原子がはずれるとき，同時に解放されるエネルギーは観覧車のエネルギー交換機（電子伝達系）に直接送られ，これも"ATP"の生成（酸化的リン酸化）に利用される（参照p.11，絵9）．

　糖の村からやって来るMr.グルコースが，エネルギーセンターの"解糖系"通路を通ってアセチルCoAとなり，"TCA"観覧車を回転させるまでの間に作られるATPの数は全部で36（38）個だが（参照p.16，10グルコースから生成するATPの数），脂肪酸はこの下りのジェットコースターを使って，その3〜4倍ものATPを作り出すことができる[解6]．

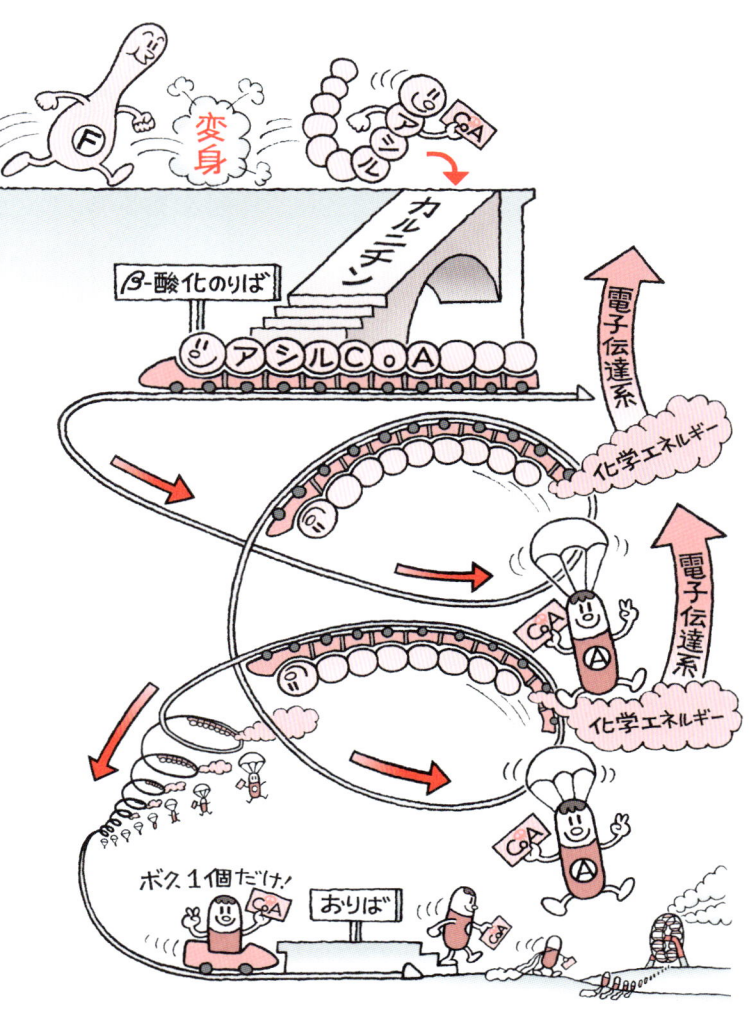

絵27　下りのジェットコースター

あわてんぼうの"ケトン体"

　下りのジェットコースターに乗った脂肪酸は分解され（β-酸化），ふだんは，すべてアセチル CoA となるのだが，下りのジェットコースターがすごく混雑してくると（飢餓状態や糖尿病時），早く隣の観覧車に乗りたくて，コースターの最後の回転の一段手前で焦って飛び降りてしまうあわてんぼうのアセトアセチル CoA（2つのアセチル CoA が合体したままの4つの炭素原子からなる）が増えてくる．ところが，アセトアセチル CoA はアセチル CoA とは違って観覧車に乗ることができないので，がっかりしてエネルギーセンターから出て行ってしまう．このとき，アセトアセチル CoA もそのままの姿ではエネルギーセンターから出られない規則になっているので，ケトン体 解7 に変装してエネルギーセンターを抜け出し，血液の放浪の旅に出る．ケトン体は旅をする間に，「ケトン体出身者でも乗れる観覧車」と書かれた表示を筋肉や心臓，脳（ただし飢餓時のみ）にある生化学の不思議の世界で見つけ，そこに行ってアセチル CoA に変わり，念願の観覧車に乗ることができる（エネルギー源として利用）．しかし，大量にケトン体が生成し，これらの臓器にある観覧車にも乗れないケトン体が増えてくると，血液中に溢れだして，血液の pH（通常 7.4）を酸性に変え，生物個体に大きなダメージを与える（ケトアシドーシス）．

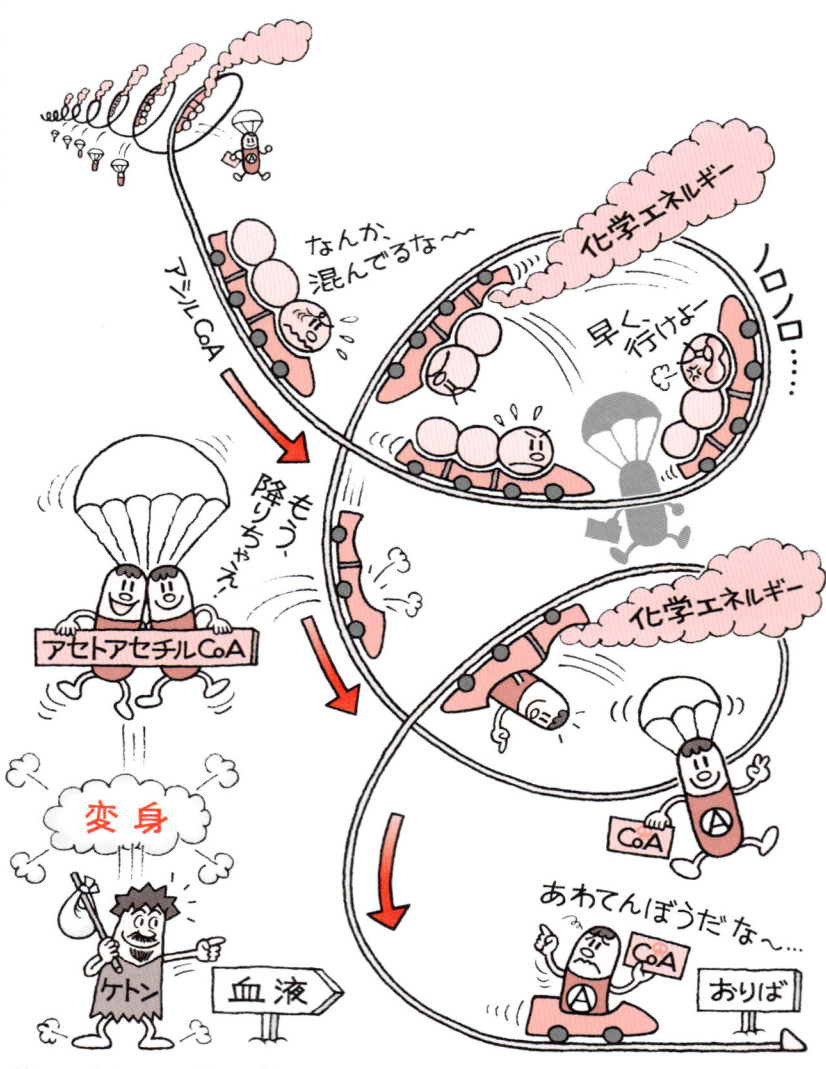

絵28　あわてんぼうの"ケトン体"

グリセロフォスフォ工場

　この工場では，細胞の国の仕切り壁（細胞膜 解❽）の材料となる"グリセロリン脂質"のブロックが作られている．このブロックは，保管倉庫にあったトリグリセリド（中性脂肪）とよく似た形をしており，"グリセロール"のハンガーの1つめと2つめのOH基の留め金に脂肪酸が吊るされ，3つめのOH基の留め金には脂肪酸以外のものがリン酸を介して吊るされてできている．リン酸を介して吊るされているものは，コリン，エタノールアミン，セリン，イノシトールなどで，それぞれのブロックに特徴を与えている．最も人気があるのは，コリンがぶらさがったホスファチジルコリンである．

　"グリセロリン脂質"のブロックの特徴は，水になじみやすい表面（親水性：3つめの留め金に脂肪酸以外のものがリン酸を介して吊るされている方）と水を弾いてしまう裏面（疎水性：2つの脂肪酸がぶらさがっている方）からなることで，仕切り壁は2つの"グリセロリン脂質"のブロックが裏面（疎水面）どうしを向き合わせて並んだ2層の構造でできている．細胞の国の仕切り壁（細胞膜）は，このような2層に積み上げられた"グリセロリン脂質"のブロックの合間に，これを補強するため，強固な体のコレステロール（参照 p.38，絵32）が入り込んだあぶらの壁でできている．

　また，生化学の不思議の世界で暮らす者が必要に応じて自由に出入りできるように，あぶらの壁を通り抜けられる各自に専門の"糖タンパク質"のドア（輸送担体）が付いている（ただし，脂質の村の住人はあぶらでできた仕切り壁を自由に通り抜けられる）．その他にも，あぶらの壁には"生理活性"薬剤師や"ホルモン"看護師が健康指導を行う（参照 p.84，絵65）際に使う特別のアンテナ（レセプター）なども付いている（参照 p.63，絵50）．

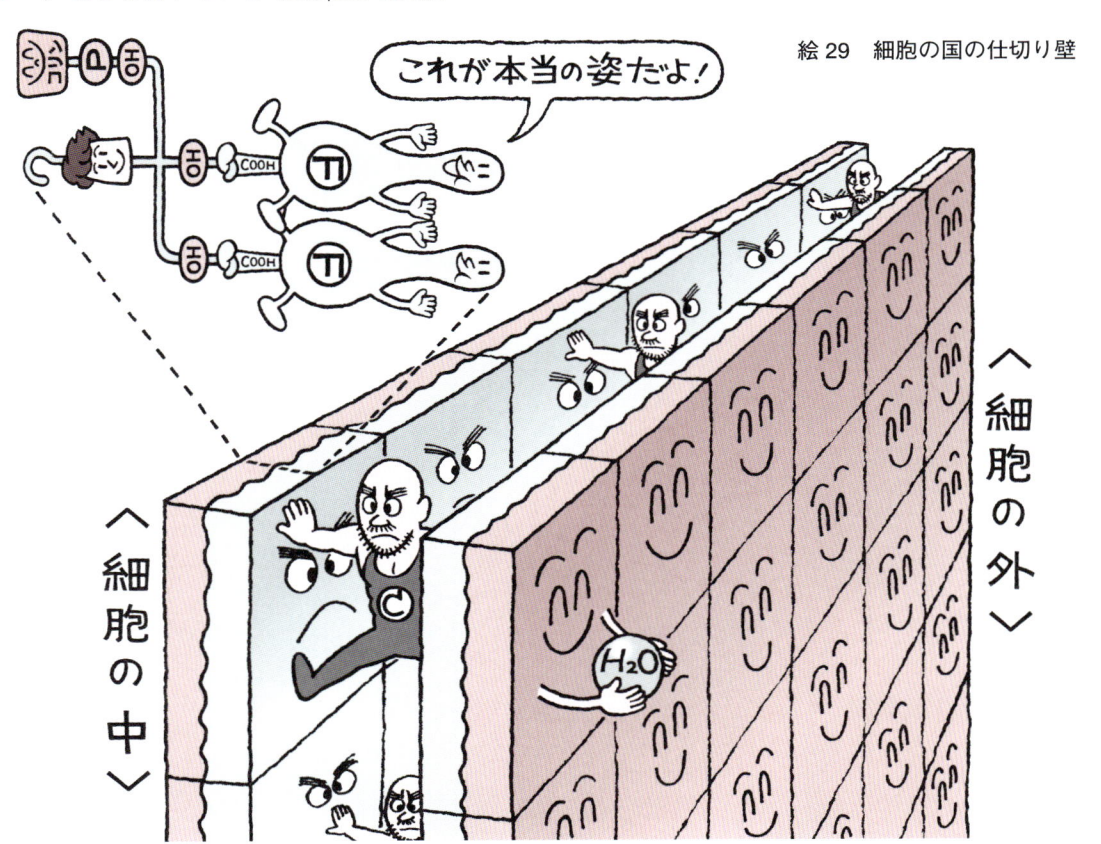

絵29　細胞の国の仕切り壁

仕切り壁から生まれる"生理活性"薬剤師

　グリセロリン脂質の"グリセロール"のハンガーの2番目のOH基の留め金には，不飽和脂肪酸（参照 p.30，絵23）が吊るされていることが多い．これらの不飽和脂肪酸の中で，炭素原子の数が20で二重結合の関節を3〜5個もつ脂肪酸〔エイコサトリエン酸（C20：3），アラキドン酸（C20：4），エイコサペンタエン酸（C20：5）〕からは，必要に応じて"生理活性"薬剤師が生まれる．これらの脂肪酸は，"グリセロール"のハンガーから外されて，通称"アラキドン酸カスケード"と呼ばれる滝に飛び込むと，少しずつ形の違う"生理活性"薬剤師たち（エイコサノイド 解9）が生まれてくる．その他にも，仕切り壁の中の特殊な"グリセロリン脂質"（アルキル型）から生まれる薬剤師（PAF；血小板活性因子）もいる．これらの仕切り壁から生まれる"生理活性"薬剤師たち（生理活性脂質）は"ホルモン"看護師と似た仕事をしているが，"ホルモン"看護師と異なる点は自分が生まれた場所のすぐ近くで働いていることである（局所ホルモン：参照 p.51，絵43）．

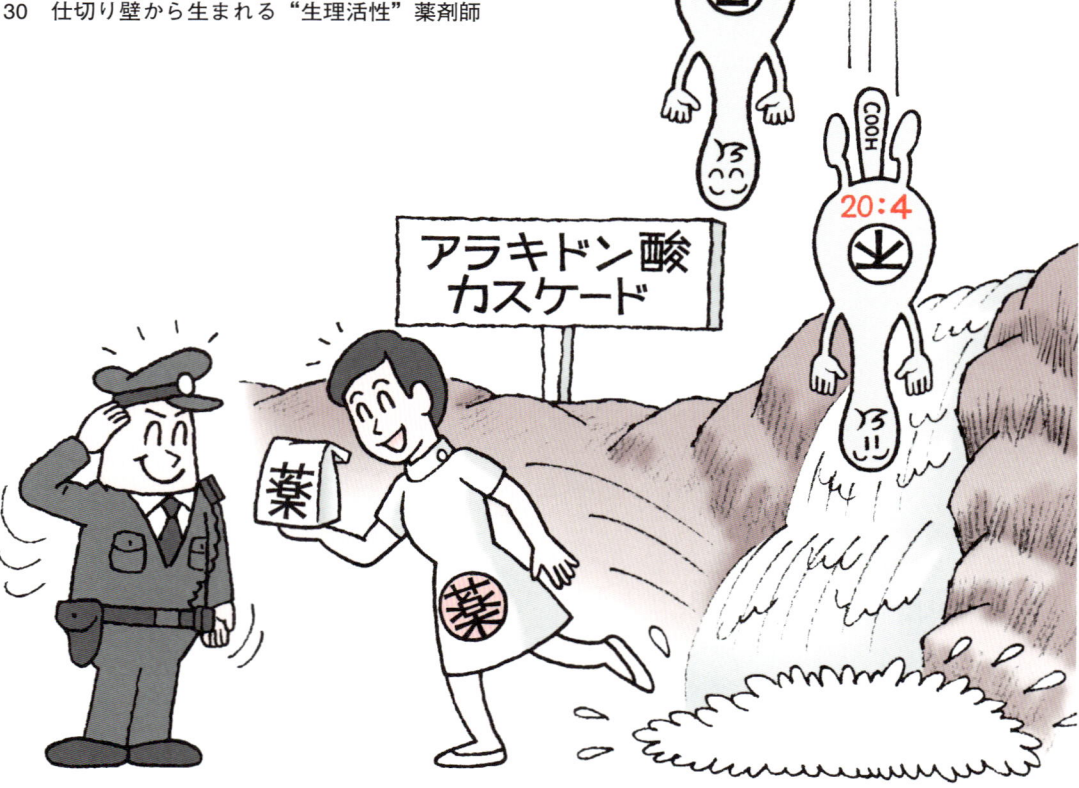

絵30　仕切り壁から生まれる"生理活性"薬剤師

スフィンゴじいさんの骨董屋 解⑩

　この骨董屋には，たいへん変わったあぶらがたくさん集められている．ここで売られているあぶらの特徴は，グリセロールではなく"セリン"のハンガーにぶらさげられている点である．この"セリン"のハンガーには，1番目にCOOH基のしっぽ，2番目にNH$_2$基のベルト，3番目にOH基の留め金が付いている．1番目のCOOH基のしっぽに，飽和脂肪酸のパルミチン酸（C16：0）が同じくCOOH基のしっぽを巻きつけてぶらさがっているものをスフィンゴシンという．さらに，2番目のNH$_2$基のベルトにも脂肪酸がCOOH基のしっぽを巻きつけて（酸アミド結合）ぶらさがっているものをセラミドという．さらに，3番目のOH基に，リン酸を介してコリンがぶらさがっているものをスフィンゴミエリン，単糖のグルコースまたはガラクトースがぶらさがっているものをセレブロシド，シアル酸を含んだ幾つかの単糖がつながったものがぶらさがっているものをガングリオシドという．

絵31　スフィンゴじいさんの骨董屋

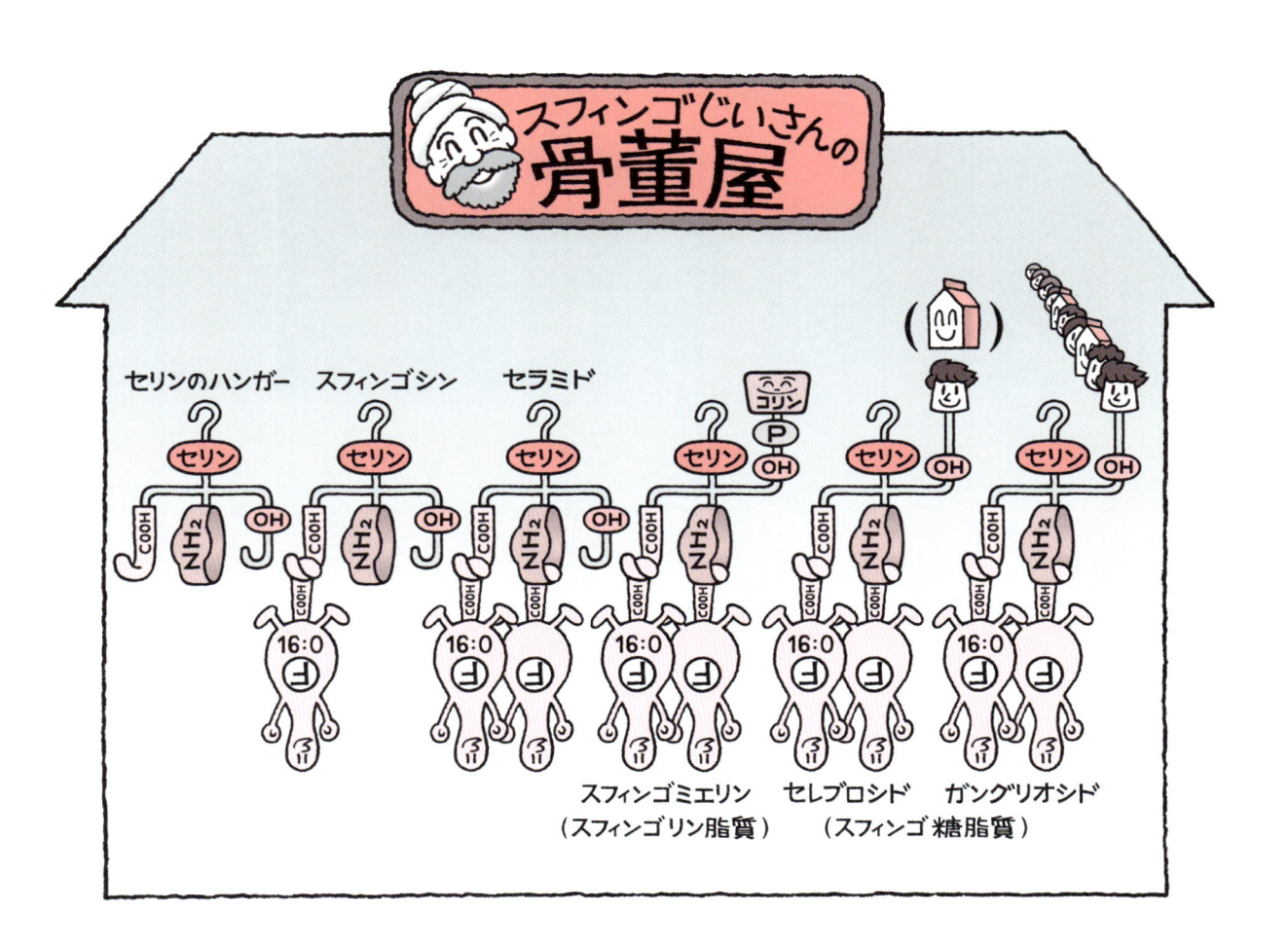

イソプレン住人地区

　美しい山林に囲まれたこの地区には"イソプレン"一族が住んでいる．彼らはアセチルCoAを祖先とし，イソプレン骨格（5つの炭素原子からできている）がいくつか集まって合成された体をしている．"イソプレン"一族には，コレステロール解11や脂溶性ビタミン（A, D, E, K），エネルギーセンターの観覧車に付属のエネルギー変換機（電子伝達系）の部品として活躍しているコエンザイムQ（CoQ）などがいる．

　それでは，この地区のリーダーであるコレステロールを紹介しよう．彼は，炭素原子27個からできたゴツゴツとした強固な体をしており，この生化学の不思議の世界で生まれたもの（生合成）と外の世界からやって来たもの（食事由来）がいる（半分以上はこの世界の出身である）．彼の本業は，細胞の国の仕切り壁（細胞膜）を強化することであるが，ステロールの山の番人もしている．この山の奥深くでは，コレステロールから特別な"ホルモン"看護師たちが養成されている（ステロイドホルモン解12の合成）．このステロールの山出身の"ホルモン"看護師たちは頑強な体をもっており，普通の"ホルモン"看護師では行けないような細胞の国の中深くにまで出向いて仕事をしている（参照 p.84，絵66）．

絵32　コレステロール

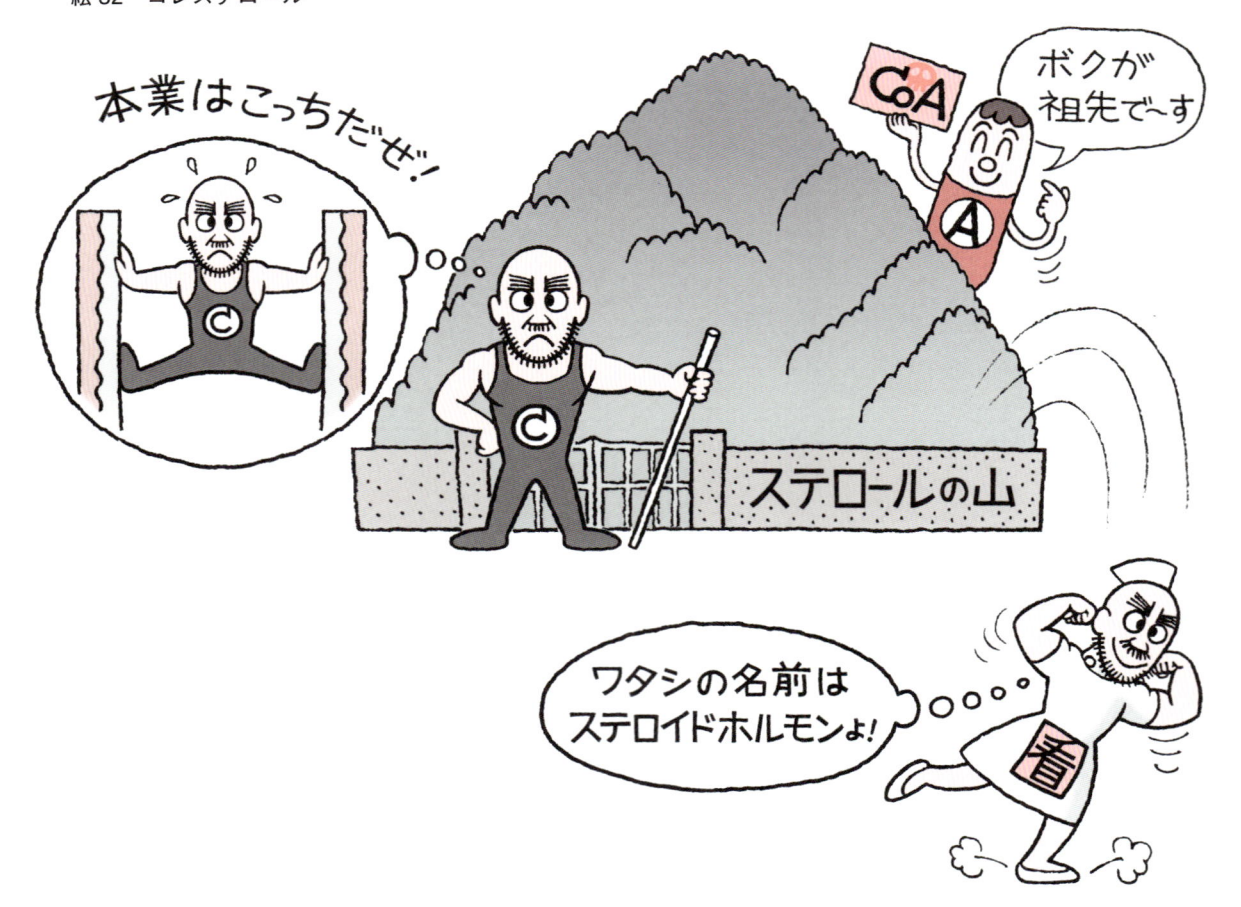

この山の中には，いたる所に"胆汁"池があり，この池に落ちたコレステロールは胆汁酸[解13]となって，外の世界からやって来たあぶらを接待する仕事（食事として体内に入って来た脂質の消化・吸収を助ける働き）をさせられる．胆汁酸は，何度も小腸と肝臓の間を往復（腸肝循環）して働かされたあげく，最後はうんち（糞便）として体の外に捨てられてしまう．

絵33　"胆汁"池に落ちたコレステロール

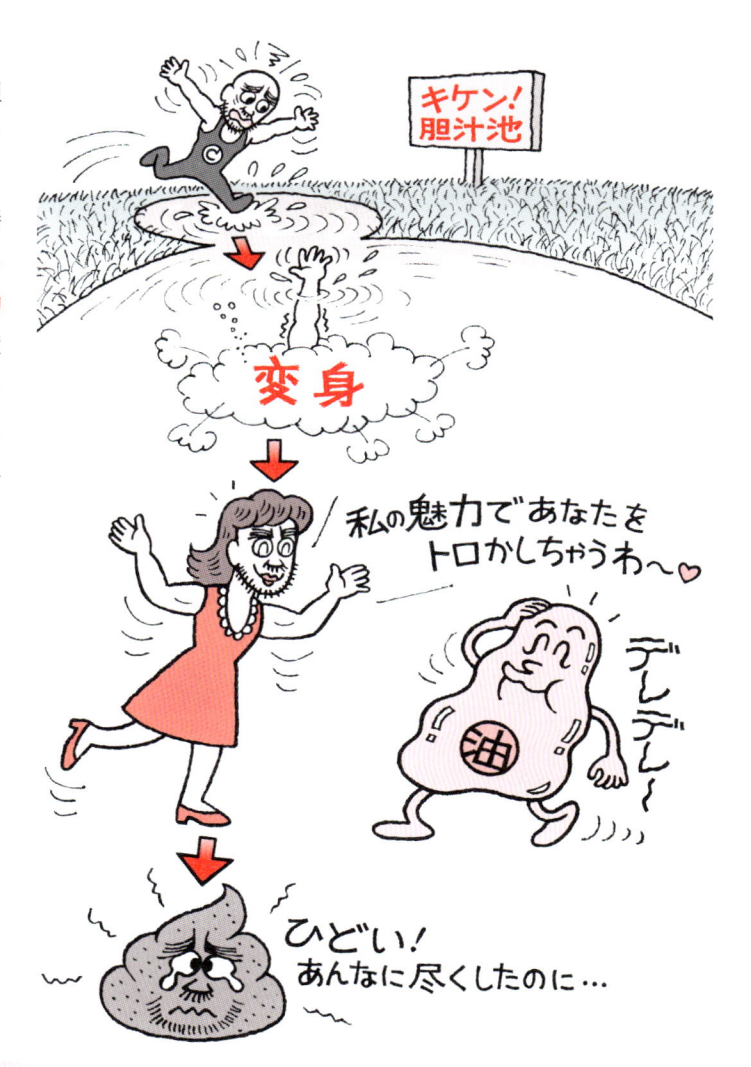

脂質の村と他の施設との関係

　脂質の村からエネルギーセンターへは，下りのジェットコースター（β-酸化）に乗るために，脂肪酸が"CoA"の切符をもらいアシルCoA（活性脂肪酸）となって，"カルニチン"橋を渡ってやって来る（脂質のエネルギー源としての利用）（参照p33，絵27）．逆に，エネルギーセンターからは，観覧車に乗るための順番待ちに疲れたアセチルCoAが，脂質の村の上りのジェットコースターに乗りにやって来る（脂肪酸合成）（参照p32，絵26）．

　脂質の村から糖の村へは，保管倉庫でトリグリセリド（中性脂肪）のハンガーとなっていたグリセロールが，低血糖という非常事態が起こると，エネルギーセンターの非常口から"解糖系"通路をさかのぼり，グルコースとなって糖の村に戻ってくる（糖新生）．一方，糖の村からは，保管倉庫が狭くて中に入れてもらえなかったグルコースが，エネルギーセンターの非常口を通り，"グリセロール"のハンガーとなって脂質の村の保管倉庫に置いてもらっている（参照p22，絵18）．

　その他，脂質の村からは，血液の旅に出る者たちがデュオ演劇場の"リポタンパク質"の舞台で稽古を積んでいる．スフィンゴじいさんの骨董屋で売られているセレブロシドやガングリオシドなどは"糖脂質"の舞台に出演している．

解 説

1 脂肪酸

　生体中の脂肪酸の炭素原子の数は，ほとんどが16～20の偶数個である．これは，体内での脂肪酸の合成や分解が炭素原子2個ずつの単位で起こる事と関係がある．脂肪酸は，そのままの形（遊離型脂肪酸）で存在するものは少なく，たいていはトリグリセリド（中性脂肪）やリン脂質の構成成分となっている．脂肪酸の中で，2つ以上の二重結合をもつものを多価不飽和脂肪酸といい，その中でリノール酸（C18：2），リノレン酸（C18：3），アラキドン酸（C20：4）は体内で必要とされる量を合成できず，食事として摂取する必要があることから必須脂肪酸と呼ばれる．脂肪酸の不飽和度（**二重結合の関節の数**）が大きくなるほど，融点（固体と液体との境界温度）が低くなることから，不飽和脂肪酸を多く含むリン脂質からできた細胞膜の流動性（液状の性質）は高くなる（**二重結合の関節があるために体が軟らかい不飽和脂肪酸**の意味）．

2 脂質のラジカル酸化

　ラジカルとは「過激な」とか「急進的な」という意味で，極めて強い反応性を有する分子のことをいう．なぜ，ラジカルは強い反応性をもっているかというと，分子内に極めて不安定な不対電子（対をなしていない電子）をもっているからである．活性酸素は，このような不対電子をもつ特殊な酸素のことである（実は，普通の酸素分子（O_2）も不対電子をもっているが，分子内に2つ不対電子があるため，ラジカルとしての性質は打ち消される）．不対電子は安定な対電子になろうとして，他の分子から電子を奪う．電子を奪われた分子には，速やかにO_2が結合するとともに，今度は自身が不対電子をもつ酸素ラジカルとなり，別の分子から電子を奪おうとする．このように，ラジカル酸化反応は，次々と繰り返され，あたかも将棋倒しのように連鎖的に進行するので，酸化が拡大してしまう．これがラジカル酸化反応の恐ろしいところである．ラジカルが電子を奪うときの標的にされやすい生体分子の一つが多価不飽和脂肪酸である．というのは，多価不飽和脂肪酸の二重結合と二重結合の間に挟まれた水素原子（電子）は，他の場所にある電子に比べて不安定でラジカルに奪われやすいからである．

　体内に取り込んだO_2からは，その代謝過程を通じて活性酸素が数％の割合で生成するといわれている．ヒトを含めた好気性生物はO_2を利用して大量のエネルギーを効率良く生産できるようになった反面，活性酸素の毒性というリスクを背負って生きているといえる．生物は進化の過程で，このような体内で発生する活性酸素を消去したり，脂質の酸化の拡大を防御するシステムを作り出してきた．この防御システムの限界が生物の寿命を決めているという考え（老化のフリーラジカル仮説）や，防御システムの破綻が癌や動脈硬化（参照p.64, 3 動脈硬化症）などの疾病に深く関係しているという研究成果がある．

3 中性脂肪

　グリセロール骨格に3分子の脂肪酸がエステル結合した脂肪酸の貯蔵体で，体の中にある貯蔵エネルギー源の約8割（個人差も大きいが）を占める．グルコースの貯蔵体であるグリコーゲンと比べて，中性脂肪が貯蔵型エネルギー源として優れている点は，エネルギー産生効率が極めて高い点（糖やタンパク質からのエネルギー産生効率が重量当たり4 kcal/gであるのに対して，脂質は9 kcal/gと2倍以上も高い）や，脂質が疎水性であるため，体の中で占める体積が小さくてすむ点などである．

フットノート

〈中性脂肪の消化・吸収〉

　食事として摂取する脂質の大部分は中性脂肪である．中性脂肪は腸管内で，乳化作用をもつ胆汁酸の助けを借りて，膵液中のリパーゼにより2-モノグリセリドと脂肪酸に加水分解される．これらは，小腸粘膜上皮細胞から吸収された後，細胞内でトリグリセリド（中性脂肪）に再合成される．このとき，炭素数の少ない（10～12以下）脂肪酸は再合成されることなく，そのままの形で門脈血中に移行し肝臓に取り込まれる．再合成された中性脂肪は，他の食物由来の脂質であるコレステロールとともに，キロミクロンというリポタンパク質を形成しリンパ管を経由して血中に入る（参照p.64, 1 リポタンパク質）．

4　脂肪酸の生合成

生体が必要とするエネルギー量に対して，必要以上に生成されたアセチル CoA は脂肪酸合成などに利用される．これは，言い換えれば，アセチル CoA の主要な供給源である糖質（グルコース）を過剰に摂取した場合には，体内で脂肪に変換されてしまうことを意味している．

脂肪酸の生合成は，実際にはアセチルCoAにさらに1つの炭素原子が付加したマロニルCoAが，結合反応を繰り返すことにより行われる．脂肪酸合成酵素には2つのSH基の手があり，一方の手で合成しつつあるアシル基（炭化水素鎖）をもち，もう一方の手で合成の材料となるマロニルCoA由来のマロニル基 $\left(\mathrm{COOH-CH_2-\overset{O}{\underset{\|}{C}}-}\right)$ をもって化学反応を進める．

マロニル基は脱炭酸（COO）反応を受けて1つ炭素原子を失うと同時に，もう一方の手からアシル基を受け取り，これに結合させる．この反応により，アシル基の炭素鎖が2つ伸びたことになる．アシル基を渡して free になった手で，新たにマロニル基を受け取り，同様の反応を繰り返す．この脂肪酸生合成反応は，実質的にはアセチル基 $\left(\mathrm{CH_3-\overset{O}{\underset{\|}{C}}-}\right)$ が次々と結合して2つずつ炭化水素鎖が伸びていく化学反応であり，同じ反応が繰り返される様をジェットコースターの回転に例え，炭化水素鎖が伸びていく様を上りと表現している．脂肪酸合成の場（上り専用のジェットコースターのある場所）は細胞質である．しかし，アセチル CoA はミトコンドリア（観覧車のある場所）の中で生成されるので，いったんクエン酸に変わり（変装して）細胞質に出た後，再びアセチル CoA に変わって脂肪酸の合成に利用される．

5　脂肪酸のβ-酸化

脂肪酸をエネルギー源として利用するための分解反応のことで，ミトコンドリアの中で行われる．脂肪酸はミトコンドリアの外にあるので，活性化された脂肪酸（アシル CoA という）となり，カルニチンと呼ばれる輸送体によって運ばれミトコンドリアの中に入る．

β-酸化は，脂肪酸のカルボキシル基（COOH）から2つめ（β位）の炭素が酸化されるとともに，その部位で切断が起こり，アセチル CoA と炭素鎖が2つ短くなったアシル CoA が生成する反応である．アシル CoA は繰り返し β-酸化を受け，最終的にすべてアセチル CoA となるまで反応が繰り返される．生成したアセチル CoA は，クエン酸回路に入り ATP 産生に利用される．また，1回の β-酸化ごとに，還元型補酵素の NADH + H$^+$ と FADH$_2$（参照 p.15, 7 クエン酸回路）がそれぞれ1個ずつできてくる．

これらの還元型補酵素は，直接，電子伝達系に送られ，同様に ATP 産生に利用される〔2つの炭素原子がはずれるとき，同時に解放されるエネルギーは観覧車のエネルギー交換機（電子伝達系）に直接送られ，ATP の生成（酸化的リン酸化）に利用される〕．

6　脂肪酸による ATP 産生

脂肪酸は非常に高い ATP 産生能力をもっている．1個のパルミチン酸（C16：0）が β-酸化を受けると，最終的に131個の ATP が産生される．

これは，計7回の β-酸化により8個のアセチル CoA（これはクエン酸回路により3個の NADH + H$^+$ と1個の FADH$_2$ および1個の GTP を生成する）と各7個ずつの NADH + H$^+$ と FADH$_2$ が生成され，これらの還元型補酵素は電子伝達系を通して NADH + H$^+$ からは3個の，FADH$_2$ からは2個の ATP が産生されるからである．

しかし，はじめに脂肪酸が活性化される段階で，2個の ATP が使われるので，実際の ATP の産生量は129個である．それでも，1個のグルコースから産生される ATP の数〔36（38）個：参照 p.16, 10 グルコースから生成する ATP の数〕と比べると3倍以上も多い．

7　ケトン体の生成と利用

飢餓状態や糖尿病時のように，糖（グルコース）によるエネルギー産生が不足する場合，脂肪（脂肪酸）からのエネルギー産生を増加させる必要があり，脂肪酸の β-酸化が亢進する（下りのジェットコースターがすごく混雑してくる）．しかし，グルコース供給が不十分なため，ピルビン酸から合成されるオキサロ酢酸（アセチル CoA を最初に観覧車に乗せる座席）は足りない状態で，クエン酸回路によるアセチ

ル CoA の処理能力は低下している．その結果，処理しきれないアセチル CoA が増え，これらが縮合して生成するアセトアセチル CoA からケトン体が生成する．

アセトアセチル CoA は，β-酸化による最終生成物（アセチル CoA）の一段階手前の生成物でもあることから，下りのジェットコースターの最後の回転の一段手前で，焦って飛び降りてしまうあわてんぼうのアセトアセチル CoA からケトン体が生成すると表現している．

ケトン体は，主に肝臓や腎臓で作られるが，肝臓ではエネルギー源として利用できないため血中に放出される．重症糖尿病患者の場合などで，血中のケトン体濃度が著しく増加すると，ケトン体が酸性物質であるため，血液の pH が酸性に傾く代謝性アシドーシス（糖尿病性ケトアシドーシス）となる．

フットノート

〈アシドーシスとアルカローシス〉

血液の pH は厳密に 7.35 ～ 7.45 の範囲に維持されている．これは，血液の緩衝作用によるもので，生体環境を一定に保とうとするホメオスタシスの一環である．血液の pH が，この正常範囲を超えて低くなる状態をアシドーシス，高くなる状態をアルカローシスといい，生命維持に重篤な影響を与える（血液の pH が 6.8 以下あるいは 7.8 以上になると死んでしまう）．これらを引き起こす原因に，呼吸性のものと代謝性のものがあり，重症の糖尿病は代謝性アシドーシスを引き起こす．

8　細胞膜

リン脂質の特徴は分子内に親水性部分と疎水性部分をあわせもっていることで，この性質が生体膜の構成素材に適している．細胞膜は，リン脂質の疎水性部分どうしを向き合わせた二重層が基本となり，これにコレステロール，タンパク質，糖脂質などが埋め込まれた構造をしている．

細胞膜は閉じた空間を提供するとともに，物質や情報の出入口としても重要である．細胞内への物質の出入りは選択的に行われることが多く，あぶらの壁に埋め込まれたタンパク質（多くは糖タンパク質）が輸送担体となり，各種物質の選択的な能動輸送に寄与している．また，情報の伝達も細胞膜に埋め込まれたレセプター（受容体）と呼ばれる糖タンパク質（参照 p.65，5 糖タンパク質）を介して選択的に行われることが多い．

9　エイコサノイド

炭素数が 20 の多価不飽和脂肪酸であるエイコサトリエン酸（C20：3），アラキドン酸（C20：4），エイコサペンタエン酸（C20：5）から生合成される生理活性脂質の総称で，構造上の特徴からプロスタグランジン，トロンボキサン，ロイコトリエンに分類される．これらの中で，特にアラキドン酸から合成されるプロスタグランジン類の量が最も多いことから，これらの生合成経路のことをアラキドン酸カスケード（滝）という．

これらの脂肪酸は，細胞膜を構成するグリセロリン脂質の 2 位（"グリセロール"のハンガーの 2 番目の OH 基の留め金に吊るされている）に存在することが多く，細胞がある種の刺激を受けると，ホスホリパーゼ A_2 という酵素の働きでグリセロール骨格から外され，エイコサノイドの生合成経路（アラキドン酸カスケード）へと向かう．エイコサノイドは，生合成されたその場で生理活性を発現し（局所ホルモン），その組織・細胞の本来の機能を亢進したり，逆に抑制したりする．

これらの生理作用には，血圧，血流，気管支の収縮や，痛み，熱，睡眠と覚醒作用などに関係するプロスタグランジン類，血小板の凝集を促進するトロンボキサン，逆に血小板の凝集を抑制するプロスタサイクリン，炎症反応を促進するロイコトリエンなどがある．

10　スフィンゴ脂質

生体内の主要な脂質である中性脂肪やグリセロリン脂質が，グリセロール骨格を有する脂質であるのに対して，スフィンゴ脂質はセリン骨格という特殊な構造をもつ脂質であることから，珍しい物を売る骨董屋と表現している．スフィンゴリン脂質としてはスフィンゴミエリンが，スフィンゴ糖脂質としてはセレブロシドや

ガングリオシドなどがある．スフィンゴミエリンは，全体的な性質がグリセロリン脂質によく似ており，生体膜成分として特に脳，神経に多く分布している．スフィンゴ糖脂質も主に膜成分として存在し，臓器・組織の特異性や脳での神経伝達などに関与している（参照 p.64，4 糖脂質）．

11　コレステロール

コレステロールは 4 つのリングからなるステロイド骨格をもつ化合物で，生体膜の構成成分の 1 つとして，膜に剛直性を与え構造を安定化する役割を担っている．また，胆汁酸やステロイドホルモン，ビタミン D（参照 p.89，4 ビタミンの欠乏症；骨軟化症）の合成原料としても重要である．

コレステロールの主要な合成の場は肝臓で，3 分子のアセチル CoA が縮合して生成する HMG-CoA を経て，さらに 20 段階の複雑な化学反応を経て合成される．これらの反応の数段階で，NADPH（参照 p.27，10NADPH）が還元剤として使われる．

なお，HMG-CoA 還元酵素（コレステロール合成の律速酵素 参照 p.57，14 律速酵素）の阻害剤が，高コレステロール血症の治療や予防に使われている．

12　ステロイドホルモン

コレステロールから合成されるホルモンのことで，1 つは副腎皮質ホルモンで，血糖値を高める作用のあるコルチゾール（糖質コルチコイド）である．もう 1 つは性ホルモンで，エストロゲン（卵巣）やテストステロン（睾丸）などである．

13　胆汁酸

肝臓でコレステロールから合成された胆汁酸は，いったん，胆嚢に貯蔵され濃縮されてから胆汁中に分泌される．食事由来の脂質を界面活性作用により乳化し，膵液中の脂質分解酵素リパーゼによる脂質の消化および腸管での吸収を助ける働きをする．

コレステロールから合成されたものを一次胆汁酸といい，肝臓でグリシンやタウリン（アミノ酸の一種）に抱合（参照 p.28，12 抱合）された形で胆汁中に分泌される．十二指腸へ分泌された後，腸内細菌の働きで変化したものを二次胆汁酸という．これらは小腸で吸収され，肝臓で胆汁成分として再利用される（腸肝循環）が，10～15％程度は糞便中に排泄される．これは体内の過剰なコレステロールを処理する唯一の経路でもある．

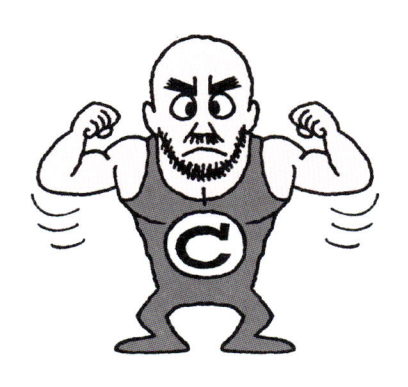

ま と め

1. 脂肪酸は水を弾いてしまう（疎水性）炭化水素の長い体に，酸の性質を示すカルボキシル基（COOH）のしっぽをもっている．脂肪酸には炭化水素の体が硬くて曲がらない飽和脂肪酸と，二重結合の関節があるために体が軟らかい不飽和脂肪酸がある．二重結合を2つ以上もつ多価不飽和脂肪酸は，活性酸素（フリーラジカル）により酸化されやすい．

2. 脂肪酸は"グリセロール"のハンガーに吊るされて保管倉庫で眠っている．"グリセロール"のハンガーには OH 基の留め金が3つ付いており，3つの脂肪酸がそれぞれ COOH 基のしっぽをまきつけて吊るされているものを中性脂肪（トリグリセリド）という．

3. 上り専用のジェットコースターは，アセチル CoA から脂肪酸を合成するためのもので，エネルギーセンターの"TCA"観覧車に乗るための順番待ちに疲れたアセチル CoA が，観覧車に乗るかわりにやって来る（エネルギーを使わないときには脂肪として蓄積される）．ただし，脂肪酸の中には，リノール酸（C18：2）やリノレン酸（C18：3）のように，この上りのジェットコースターでは作れない（体内で合成できない）脂肪酸もあり，これらを必須脂肪酸（食事として欠くことのできない脂肪酸）という．

4. 下り専用のジェットコースター（β-酸化）は，脂肪酸をエネルギー源として利用するために，脂肪酸を分解してアセチル CoA にするためのものである．

5. 飢餓状態や糖尿病時のように，糖（グルコース）からのエネルギー供給が十分でない場合には，脂肪酸の β-酸化が亢進する．しかし，グルコース供給が不十分なため，アセチル CoA を乗せる座席（オキサロ酢酸）が不足し，観覧車は十分に回転しない．そのため，処理しきれないアセチル CoA が増えてきて，これらからケトン体が生成する．ケトン体が増えてくると，血液のpH（通常7.4）を酸性に変え，生物個体に大きなダメージを与える（ケトアシドーシス）．

6. 細胞膜の材料となるグリセロリン脂質は，"グリセロール"のハンガーの1つめと2つめの OH 基の留め金に脂肪酸が吊るされ（疎水面），3つめの OH 基の留め金には脂肪酸以外のものがリン酸を介して吊るされた（親水面）構造をしている．細胞膜は，2枚のグリセロリン脂質が疎水面どうしを向き合わせて並んだ2層の構造でできている．

7. アラキドン酸（C20：4）などの炭素数が20の多価不飽和脂肪酸からは，局所ホルモン様作用を示すエイコサノイドと呼ばれる生理活性脂質が生成する．

8. セリン骨格を有するスフィンゴ脂質には，リン酸を含むスフィンゴミエリンや糖を含むセレブロシドやガングリオシドなどがある．

9. コレステロールは生体膜の構成成分の一つとして，膜に剛直性を与え構造を安定化する役割を担っている．また，胆汁酸やステロイドホルモン，ビタミン D の合成原料としても重要である．

10. コレステロールから合成されるステロイドホルモンには，副腎皮質ホルモンや性ホルモンがある．また，肝臓でコレステロールから合成される胆汁酸は，食事由来の脂質の消化・吸収を助ける働きをする．

4. 何でも揃う"アミノ酸商店街"

　ここには，それぞれのアミノ酸の商店が軒を連ねるアーケードと世界一大きな"タンパク質"デパートがある．まずは，ここの住人であるアミノ酸を紹介しよう．

住人紹介

　アミノ酸 解1 の特徴は，酸の性質を示すカルボキシル基（COOH）のしっぽと，塩基（アルカリ）性を示すアミノ基（NH_2）のベルトをもっていることで，R（側鎖）と表示された部分がそれぞれのアミノ酸の顔に相当する．約20種類のアミノ酸だけが，"タンパク質"メンバーズクラブの会員（"タンパク質"デパートに出入りできる資格がもらえる）となっている．

絵34　アミノ酸商店街

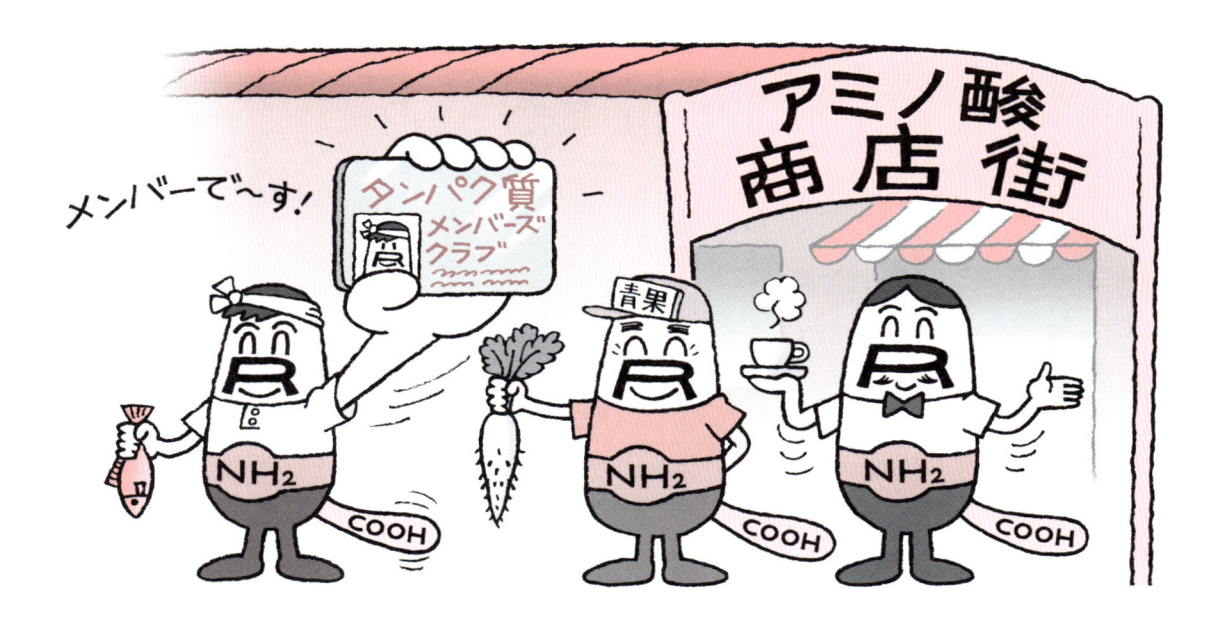

アミノ酸には，外の世界から来客（食事）として招かないと足りなくなってしまう必須アミノ酸（食事として欠かせない）と，不思議の世界で補充できる（合成できる）非必須（可欠）アミノ酸がいる．「必須アミノ酸は，太りめの広いバスに乗って不思議の世界にやって来る」という言い伝えがある（"太りめ広いバス"伝説）．

一方，非必須（可欠）アミノ酸は，他のアミノ酸が変身したり，エネルギーセンターにある材料から作られる．Mr.グルコースが"解糖系"通路を通る間にできてくるピルビン酸（参照p.8，絵6）や，観覧車の座席の1つであるオキサロ酢酸やα-ケトグルタル酸（参照p.10，絵8）などからも作られる 解2.

絵35 "太りめ広いバス"伝説

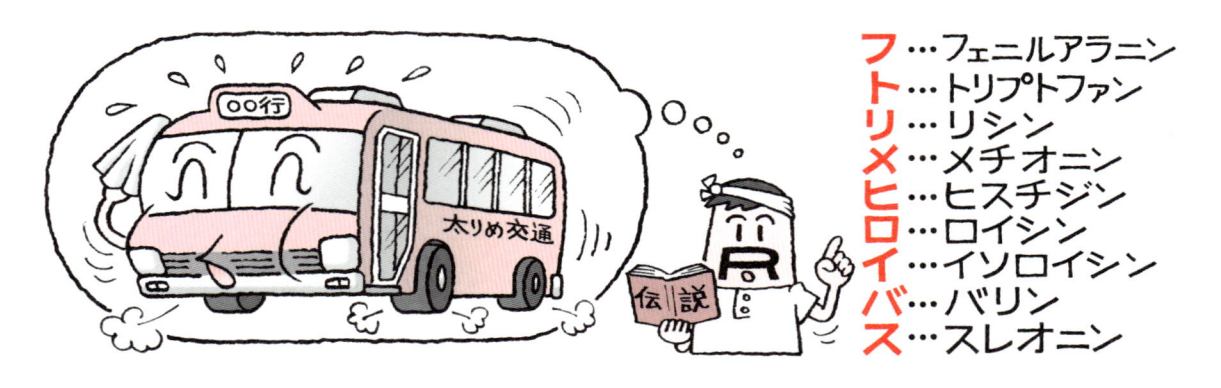

フ…フェニルアラニン
ト…トリプトファン
リ…リシン
メ…メチオニン
ヒ…ヒスチジン
ロ…ロイシン
イ…イソロイシン
バ…バリン
ス…スレオニン

知って得するアミノ酸の売れ筋情報

多くの種類のアミノ酸が"TCA"観覧車を回す役目のアセチルCoAとなるため，あるいは観覧車の座席を作るための材料としてエネルギーセンターに売られていく．しかし，エネルギーセンターからさらに脂質の村や糖の村に転売されていく者もいる．

Mr.グルコースがエネルギーセンターにあまりやって来なくなると，観覧車の回転はゆっくりになってくる（糖によるエネルギー供給不足の状態）．すると，多くの脂肪酸が下りのジェットコースターに乗り，アセチルCoAとなって駆けつけてくるが（β-酸化の亢進，参照p.33，絵27），同時にアミノ酸商店街からも多くのアミノ酸がエネルギーセンターに運ばれて来る．これらのアミノ酸の中には，いったん，観覧車を回す役目のアセチルCoAとなるが，アセチルCoAを最初に乗せる座席（オキサロ酢酸）不足のため（参照p.41，7ケトン体の生成と利用），なかなか観覧車に乗れず順番待ちに飽きて，脂質の村の上りのジェットコースターに乗りに行く（脂肪酸合成，参照p.32，絵26，ケト原性アミノ酸 解3）者もいる．また，2つのアセチルCoAが合体してアセトアセチルCoAとなり，これがケトン体に変装してエネルギーセンターの裏口から出て行ってしまうこともある（参照p.34，絵28）．

絵36　ケト原性アミノ酸

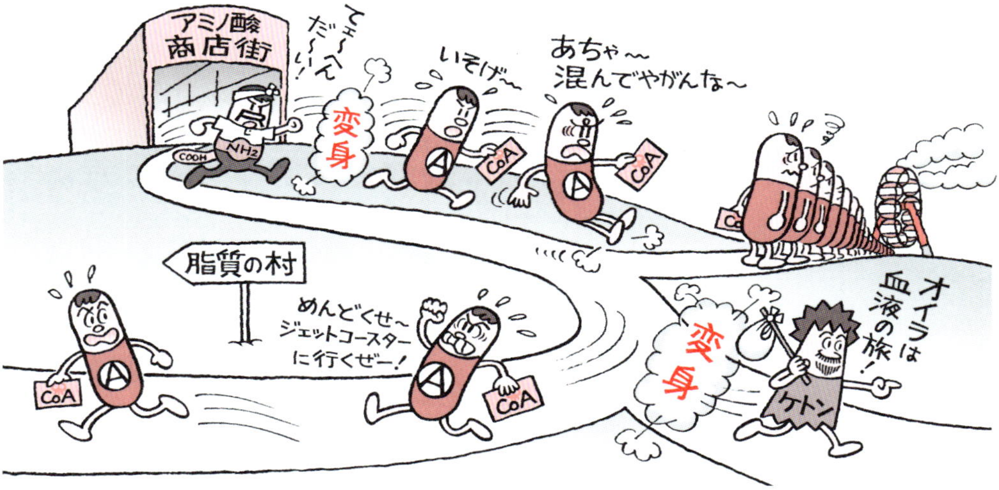

　観覧車の座席となっていた者（糖原性アミノ酸^{解3}が材料として使われる）は，血糖値の低下という非常事態が起こると，観覧車から飛び降りて"解糖系"通路をさかのぼり，グルコースとなって助けに来てくれる（糖新生）．

絵37　糖原性アミノ酸

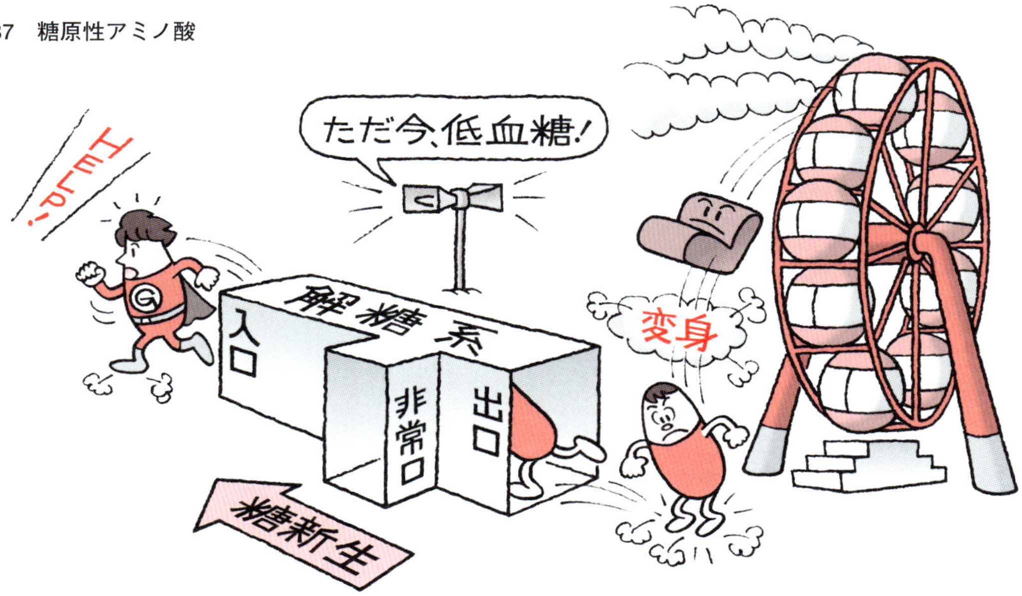

　エネルギーセンター以外にも，アミノ酸はいろいろなところに売られている．アスパラギン酸とグルタミンは，核酸図書館と大口の契約を結んでおり，これらは図書館に入るときに使う塩基（プリン，ピリミジン）の帽子を作るための材料として使われている^{解4}．その他にも，セリンは脂質の村のスフィンゴじいさんの骨董屋（参照p.37，絵31）に，グリシンはポルフィリン兵舎に売られている^{解4}．また，アミノ酸の中には，自分の力で"神経伝達"ドクター（ヒスタミン，セロトニン）や"ホルモン"看護師（チロキシン，アドレナリン）となり自立して生きている者もいる^{解4}．

尿素便所

アミノ酸商店街には，糖の村や脂質の村にあるような保管倉庫がないため，売れ残ったアミノ酸はその日の内に処分される．アミノ基（NH_2）のベルトはそのままの形で放っておくと，とても臭くて有害なガス（アンモニア：NH_3）になってしまうので，清掃係のα-ケトグルタル酸（"TCA"観覧車の座席の1つでもある）によってはずされ，尿素便所（尿素回路）に捨てられる 解5．

一方，アミノ基（NH_2）のベルトを失った残りの部分（α-ケト酸）はエネルギーセンターに行き，そこでアミノ酸出身のアセチルCoAとなって観覧車を回したり，観覧車の座席を作るための材料として利用される（廃物利用）．

絵38 尿素便所

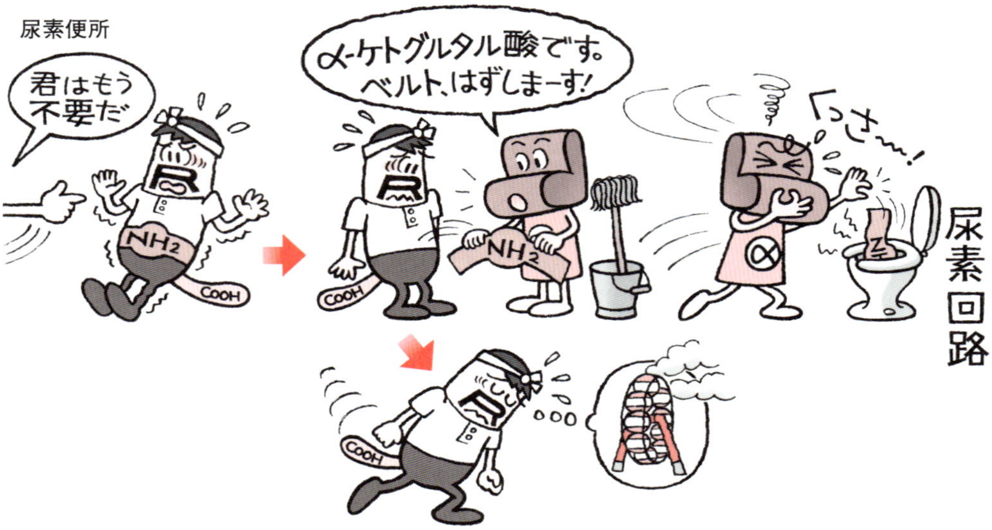

世界一大きな"タンパク質"デパート

このデパートでは，"タンパク質"メンバーズクラブの会員となっているアミノ酸が集まって，個人商店では扱えないような大型で性能のよい製品（タンパク質 解6）が売られている．ちなみに，タンパク質とは，アミノ酸どうしがお互いのカルボキシル基（COOH）のしっぽとアミノ基（NH_2）のベルトでつながり（ペプチド結合），長い鎖（ポリペプチド鎖）のようになっているものである．

絵39 ポリペプチド鎖

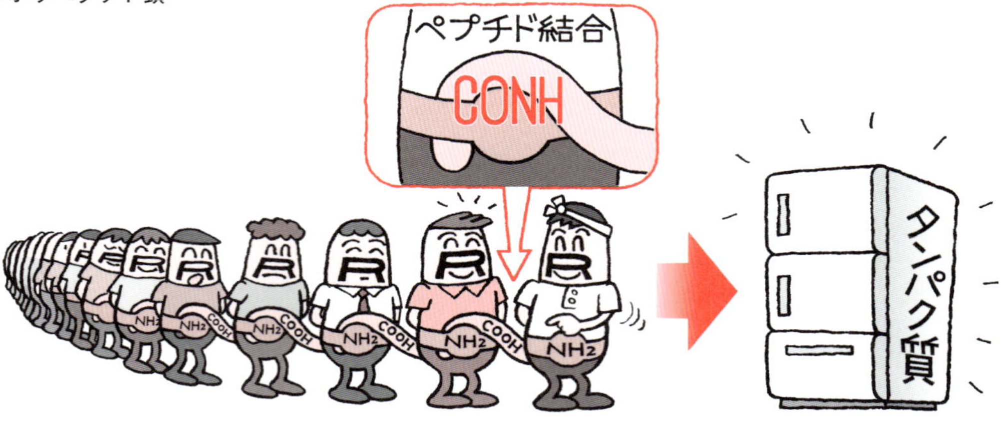

それでは，ちょっとデパートの中をのぞいてみよう．1Fのフロアには，短いペプチド鎖でできた小型製品が売られており，2Fからは，アミノ酸がたくさんつながった長いペプチド鎖の大型製品が並べられている．2F：輸送，3F：貯蔵，4F：運動，5F：構造，6F：遺伝子，7F：成長因子，8F：免疫，9F：血液凝固，10F：レセプター，11F：ホルモン，そして別館の酵素コーナーなど，不思議の世界で必要なものはほとんど何でも揃っている 解7．

絵40　世界一大きな"タンパク質"デパート

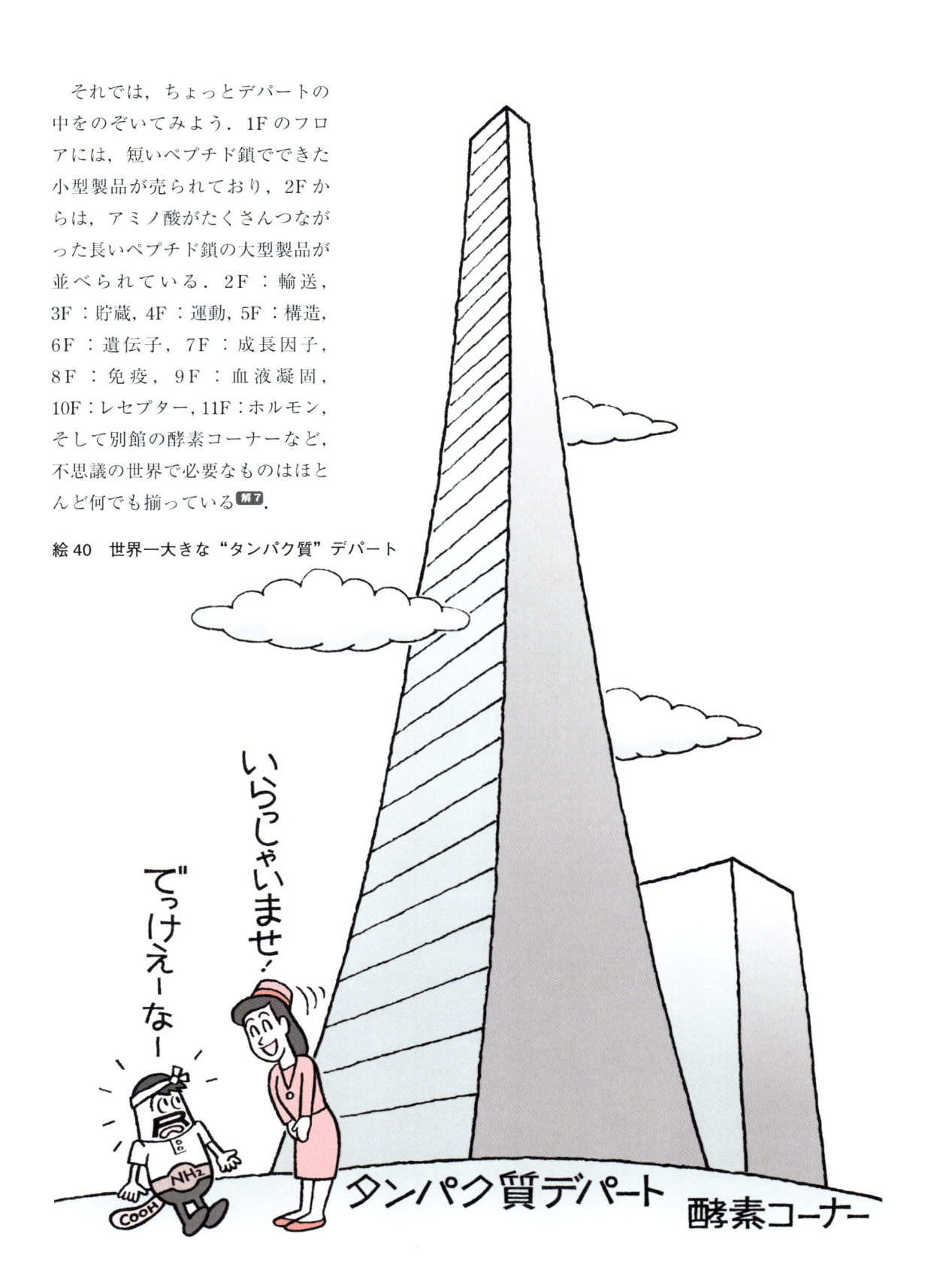

4. 何でも揃う"アミノ酸商店街"

これらの"タンパク質"製品は，後で述べるように，核酸図書館の傍にあるタンパク工房で作られている（参照 p.74，絵 61）．その材料となるアミノ酸の 70 ～ 75％は，古くなった"タンパク質"製品が分解されて生じるアミノ酸が再利用される．残りの 20 ～ 25％は，毎日採れたての新鮮なもの（その日の食事により摂取されたタンパク質が消化されて生じたアミノ酸 解8）が使われる．再利用されなかったアミノ酸は，不要なアミノ酸として尿素便所に捨てられる．

　それぞれの"タンパク質"製品には保証期限があり（短いものでは数分から，長いものでは数年），期限が切れると新しいものと交換される．期限切れとなった"タンパク質"製品は，バラバラに分解されてアミノ酸に戻された後，タンパク工房や商店街に送られる．そこで，新しい"タンパク質"製品を作るための材料として再利用されたり，個々のアミノ酸として売られることになる．

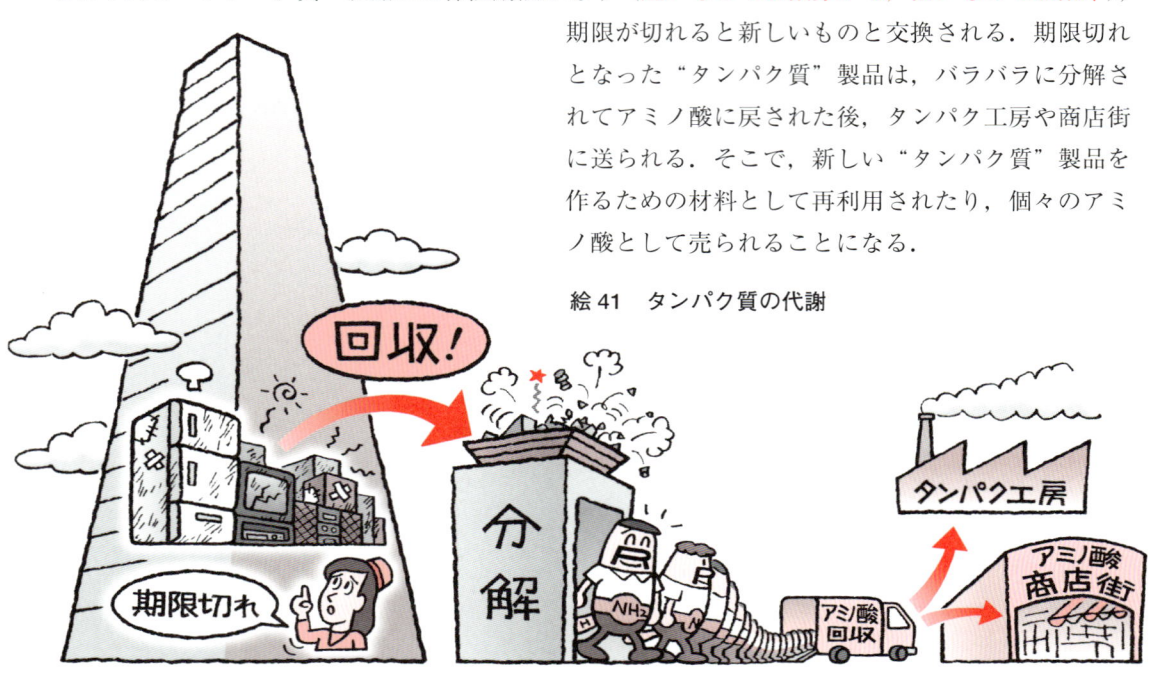

絵 41　タンパク質の代謝

"酵素"のお巡りさん

　今回は時間がないので，別館の酵素コーナーだけをじっくり見学することにしよう．ここには，びっくりするほど多くの種類の酵素が陳列されている．ここで売られている酵素たちは，生化学の不思議の世界全体の秩序を維持するために，不思議の世界で起こる様々なできごと（化学反応）の交通整理をするお巡りさんとして働いている 解9．"酵素"のお巡りさんたちは，不思議の世界のあらゆる場所にそれぞれ決められた担当区域をもっている（基質特異性）．

絵 42　"酵素"のお巡りさん

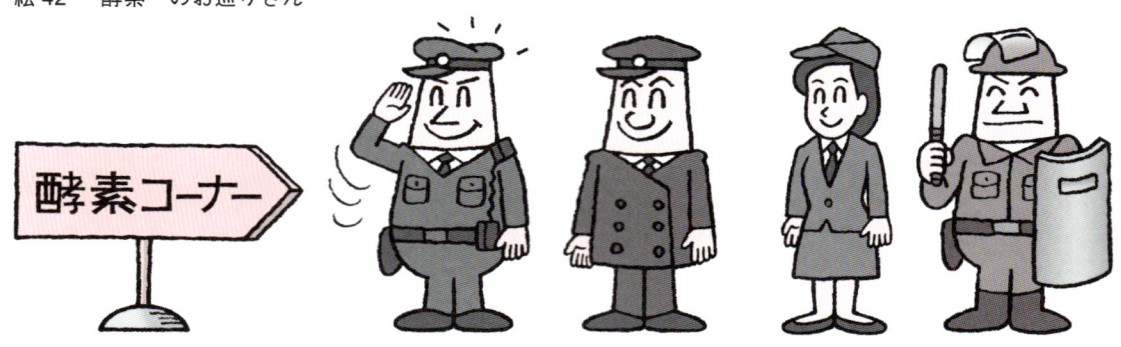

不思議の世界で起こる様々なできごとが円滑に進むかどうかは（化学反応の速度），そのできごとが起こる頻度（基質濃度）や"酵素"のお巡りさんの動員数（酵素量），彼らの職務能力（酵素活性）などによって決まる．各区域を担当するお巡りさんによって，職務能力や仕事に対する熱心さ（基質親和性[解10]）に違いがあるが，職場の環境（温度，pH）を整えてあげたり，"生理活性"薬剤師や"ホルモン"看護師から健康指導を受けて元気の素（リン酸化）をもらうことで，彼らの職務能力が飛躍的に向上することがある（参照p.84，絵65）[解11]．"生理活性"薬剤師（参照p.36，絵30）は"ホルモン"看護師のようにわざわざ遠方からやって来ることはなく，"酵素"のお巡りさんが担当する区域内の薬局に居て，こまめに"酵素"のお巡りさんの健康をチェックしてくれる．

　"酵素"のお巡りさんの中には，拳銃やこん棒（補因子[解12]）をもっていないと全く仕事ができないタイプの者や，まだ一人前になっていない者（前駆体酵素[解13]）もいる．一人前になっていないお巡りさんは，各自の担当部署に配属されてから必要に応じて一人前のお巡りさんになる．これは，必要でないときには，そのお巡りさんが管轄するできごとが起こらないようにするための工夫である．

絵43　酵素の活性化，補因子，前駆体酵素

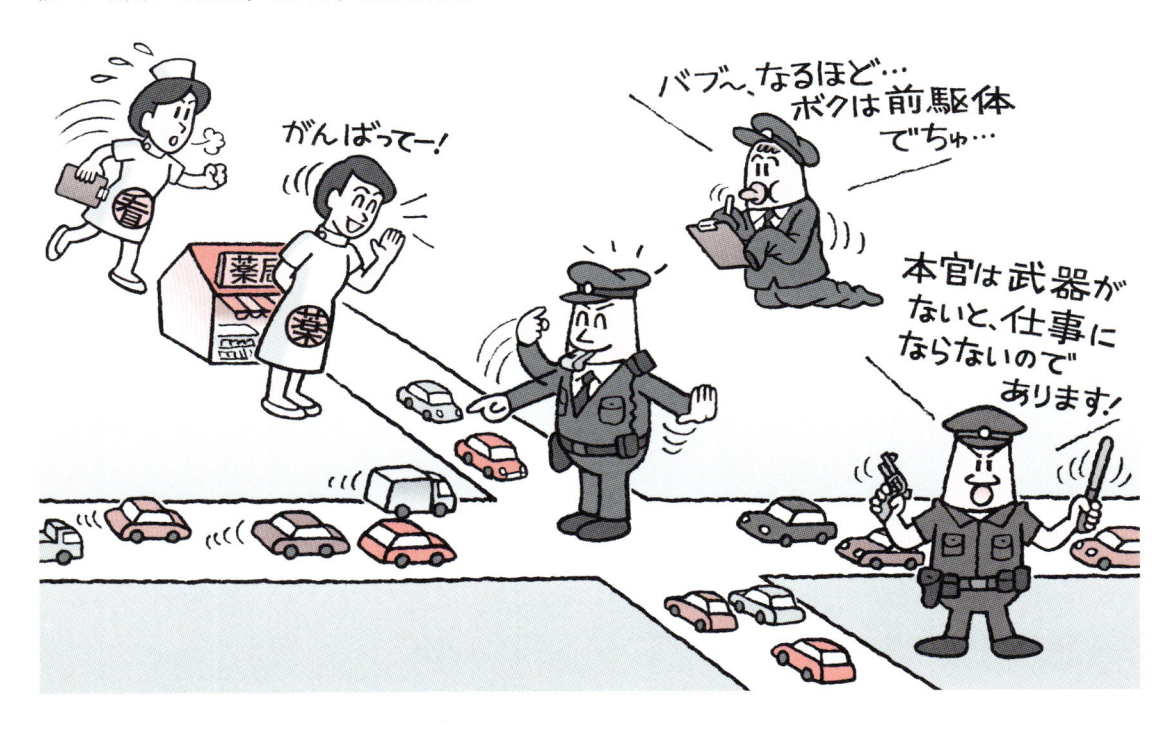

生化学の不思議の世界では，通常，1つのできごとが起こると，連続して次々と他のできごとが引き起こされていくことが多い．これらの連続して起こる一連のできごとの中で，最も難しいできごとの交通整理をしているお巡りさんのことを律速酵素[解14]という．このお巡りさんの職務能力が一連のできごとがスムーズに進むかどうかの鍵を握ることから，連続して起こるできごと全体を統轄する立場の重要なお巡りさんといえる．

　"酵素"のお巡りさんたちは，お互いに連絡をとりながら，ある場合には交通規制をしたり（フィードバック調節機構），ある場合には協力して雪だるま式にできごとの規模を増大させたりして（カスケード機構），必要に応じて適切に，そして円滑に物事が進むように工夫している[解15]．

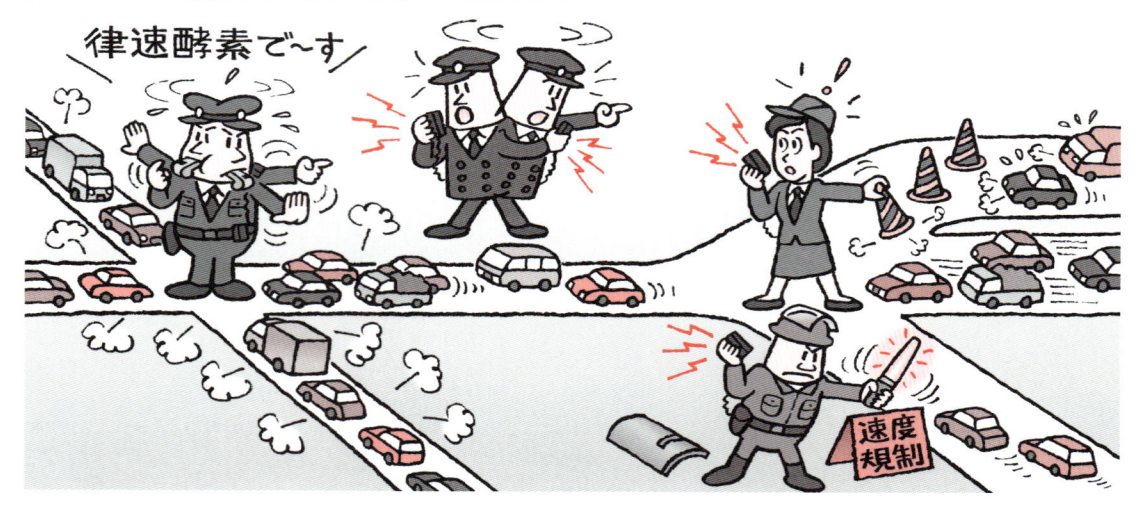

絵44　お互いに連絡をとり合う"酵素"のお巡りさん

　"酵素"のお巡りさんたちの中で，本来の担当区域を離れて，血液中をフラフラとさまよっているものを逸脱酵素[解16]という．これは，担当区域で事故（傷害）が発生し，責任をとらされてクビになってしまったためで，このような逸脱酵素を血液検査で調べることで，体の中で事故が起きている場所や，その被害の程度を推測することができる（酵素診断[解16]）．"酵素"のお巡りさんの中には同じ部署に配属されながら，少しずつ違う型の制服を着ている者たち（アイソザイム[解16]）がいる．彼らの制服の型はそれぞれの臓器によって特有のパターンをもっていることから，その制服の型のパターンを調べることで事故が起きている臓器を特定することができるのである．

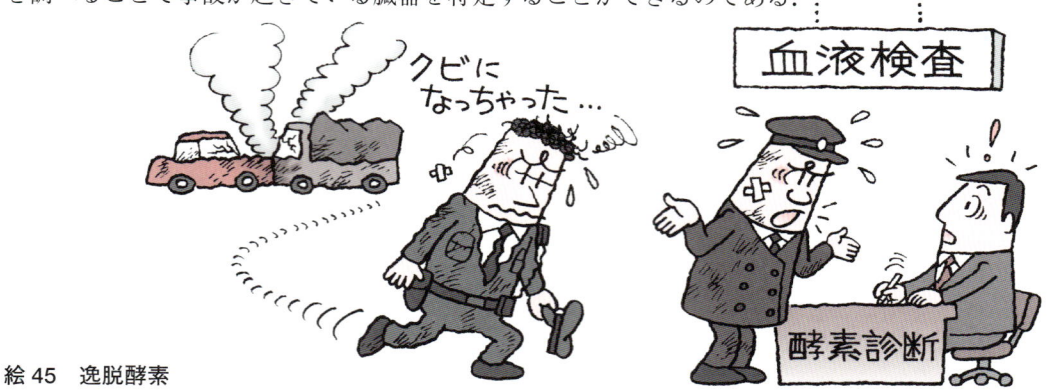

絵45　逸脱酵素

"酵素"のお巡りさんの職務を妨害する者（酵素阻害剤[解17]）がいる．お巡りさん自身をやっつけてしまう者（不可逆的阻害剤）や，お巡りさんを誘惑して仕事に対する熱心さを失わせてしまう者（拮抗的阻害剤），仕事を邪魔する者（非拮抗阻害剤）などである．後の2者はいなくなれば，また元のお巡りさんとして職務に復帰できることから可逆的阻害剤とよばれている．

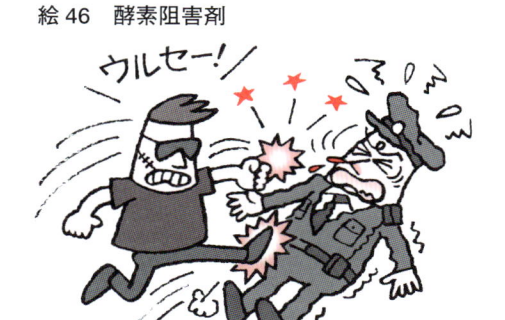

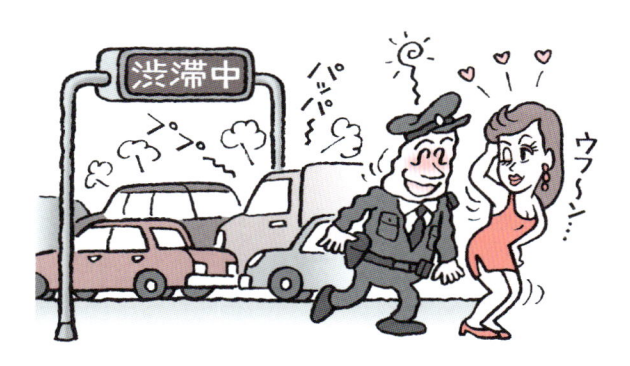

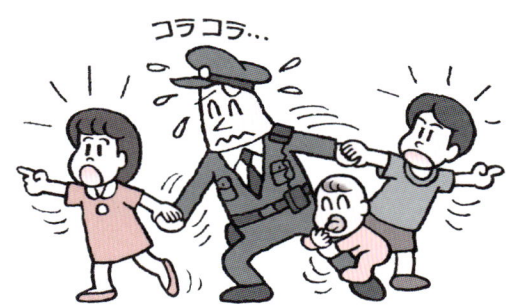

絵46　酵素阻害剤

アミノ酸商店街と他の施設との関係

　アミノ酸商店街からエネルギーセンターへは，アミノ酸出身のアセチルCoAとなって観覧車に乗りに行く者（ケト原性アミノ酸）や観覧車の座席の材料として売られていく者（糖原性アミノ酸）がいる．逆に，エネルギーセンターからは，ピルビン酸（"解糖系"通路の出口から出てくる者）やオキサロ酢酸（観覧車の座席の1つ）が非必須（可欠）アミノ酸に変身するためにアミノ酸商店街にやって来る．

　糖の村へは，観覧車の座席となっていた者（糖原性アミノ酸から作られた有機酸）が，低血糖という非常事態が起こると，エネルギーセンターの"解糖系"通路をさかのぼり，グルコースとなって助けに来てくれる（糖新生）（参照 p.47，絵37）．

　脂質の村へは，セリンがスフィンゴじいさんの骨董屋に売られていく．また，ケト原性アミノ酸出身のアセチルCoAが，上りのジェットコースターに乗ったり（脂肪酸合成），ステロールの山（コレステロール合成）に出かけていく（参照 p.47，絵36）．

　核酸図書館へは，アスパラギン酸とグルタミンが塩基（プリン，ピリミジン）の材料として売られていく．タンパク工房へは材料となるアミノ酸が大量に運ばれていく（参照 p.74，絵61）．

　一方，タンパク工房から"タンパク質"デパートへは，注文通りの"タンパク質"製品が次々と納められていく．デュオ演劇場へは，あぶらを乗せる特殊なタンパク質の船（参照 p.60，絵47，p.61，絵48）や細胞の国の仕切り壁（細胞膜）に組み込まれるタンパク質（参照 p.63，絵50）が納品される．

　その他にも，"ホルモン"看護師や"生理活性"薬剤師となって健康管理室で働く者もいる．

　そして，忘れてならないのは，"タンパク質"デパートから生化学の不思議の世界のあらゆる場所に派遣される"酵素"のお巡りさんである（参照 p.50，絵42）．

解　説

1　アミノ酸

　アミノ酸は水溶液中（中性）ではアミノ基が正に荷電（NH_3^+）し，カルボキシル基は負に荷電（COO^-）しており，同一分子内に酸性と塩基性の両方の性質をもつ両性電解質である．ちなみに，酸とは水に溶けたときに H^+（水素イオン）を与える性質をいい，塩基とは水に溶けたときに H^+ を受け取る性質をいう．タンパク質を構成するアミノ酸（20種類）を "タンパク質" メンバーズクラブの会員 と表現している．必須アミノ酸は，"太りめ広いバス"（フトリメヒロイバス）（フ：フェニルアラニン，ト：トリプトファン，リ：リシン，メ：メチオニン，ヒ：ヒスチジン，ロ：ロイシン，イ：イソロイシン，バ：バリン，ス：スレオニン）と覚えると便利である．ただし，ヒスチジンは幼児期のみ必須となる．

2　非必須（可欠）アミノ酸の合成

　体内で合成できるアミノ酸は，他のアミノ酸やアミノ酸以外のものが材料となって合成される．

　他のアミノ酸からの合成例としては，グリシンとセリンとの相互変換，グルタミンおよびアスパラギンとグルタミン酸およびアスパラギン酸との相互変換，プロリンからのグルタミン酸の合成，メチオニンとセリンからのシステインの合成，フェニルアラニンからのチロシンの合成などがある．

　一方，アミノ酸以外のものが材料となってアミノ酸が合成される例として，アミノ基転移反応の逆反応によりピルビン酸からアラニンが，オキサロ酢酸からアスパラギン酸が合成される．

3　ケト原性アミノ酸と糖原性アミノ酸

　イソロイシン，ロイシン，トリプトファン，リシン，フェニルアラニン，チロシンの6つのアミノ酸から生じるアセチル CoA やアセトアセチル CoA は，ケトン体や脂肪酸の原料にもなりうるため，ケト原性アミノ酸と呼ばれる．

　一方，ピルビン酸（解糖系で生じる最終生成物）やクエン酸回路のメンバー（"TCA" 観覧車の座席）となるアミノ酸（ロイシンとリシンを除くすべてのアミノ酸）は，オキサロ酢酸（アセチル CoA を最初に観覧車に乗せる座席）を経由して解糖系をさかのぼりグルコースとなりうるため，糖原性アミノ酸と呼ばれる．

4　アミノ酸からの各種化合物の合成

　① 核酸の構成成分であるプリン塩基とピリミジン塩基は，主にアミノ酸を材料として合成される．すなわち，これらの塩基の骨格部分はアスパラギン酸とグルタミンから作られる．

　② ヘモグロビン（赤血球の袋の中身）やシトクロムなどの鉄を含むヘムタンパク質では，鉄はポルフィリン（参照 p.81, 1 ヘモグロビン）に組み込まれた形でタンパク質中に存在する．ポルフィリンはグリシンとクエン酸回路のメンバーであるスクシニル CoA から合成される．

　③ アミノ酸やその誘導体から脱炭酸反応によりカルボキシル基（COOH）が離脱して生成するアミンの中には，重要な生理活性をもつものがある．ヒスチジンから生成するヒスタミンは，アレルギー反応，平滑筋収縮，胃酸分泌などに関与し，神経伝達物質としても機能している．トリプトファンから生成するセロトニン，グルタミン酸から生成する γ-アミノ酪酸（GABA），チロシンから生成するドーパミンはいずれも神経伝達物質として作用している．また，同じくチロシンから生成するアドレナリン（エピネフリン）およびノルアドレナリン（ノルエピネフリン）はホルモンとして働いている．

　④ 筋肉などでエネルギー貯蔵物質として機能しているクレアチンは，アルギニンとグリシンから合成される．肝臓で合成され血中に放出されたクレアチンは筋肉や脳に取り込まれ，そこで ATP 濃度を一定に保つ働きをする．不要となったクレアチンはそのままの形ではなく，クレアチニンに変化して尿中に排泄される．その排泄量は筋肉量に比例し，通常，男性の方が女性よりも多い．筋ジストロフィーのような筋疾患では，クレアチンのままで排泄される量が増えてくる（クレアチン尿症）．血中クレアチニン濃度は腎障害により上昇するので，腎機能検査の指標として利用されている．

5　不要となったアミノ酸の処理

不要となったアミノ酸は，アミノ基転移反応によりアミノ基のベルトをα-ケトグルタル酸に渡し，自身はα-ケト酸に変わる．アミノ基を受け取ったα-ケトグルタル酸はグルタミン酸になる．グルタミン酸は肝臓で酸化的脱アミノ基反応を受け，アンモニア（NH_3）を遊離するとともにα-ケトグルタル酸に戻る．遊離したアンモニアには強い毒性があるので，肝臓にある尿素回路によって無毒で水に溶けやすい尿素に変えられて，腎臓から尿中に排泄される．尿素は血中および尿中の主要な非タンパク質性窒素化合物（NPN）である．肝障害があり，尿素回路によるアンモニアの解毒処理が円滑に行われなくなると，アンモニアの血中濃度が高まり（高アンモニア血症）昏睡などの障害を引き起こす．

6　タンパク質

「ほとんどの生命現象がタンパク質のもつ多彩な機能により発現している」といっていいほど，生物にとってタンパク質は重要な生体構成成分である．タンパク質は生命現象の多様さに対応して実に多くの種類が存在する．これを多種多様な商品に例え，世界一大きな"タンパク質"デパートと表現している．

タンパク質は，たくさんのアミノ酸がペプチド結合（一方のアミノ酸のアミノ基と他方のアミノ酸のカルボキシル基との間で起こる脱水結合）により連結したポリペプチド鎖構造をしている．アミノ酸がつながっている順番（配列順序）のことをタンパク質の一次構造といい，ペプチド鎖の両端にあるペプチド結合に関与しない遊離のカルボキシル基とアミノ基を，それぞれC末端およびN末端という．

20種類あるアミノ酸の配列順序のパターンは無限といえるほど多く，実際に体の中には数万種類ものタンパク質が存在するが，同一のタンパク質では1つの間違いもなく決まった順番でアミノ酸はつながっている．

ポリペプチド鎖の規則的な構造の部分（αヘリックスあるいはβシート構造）を二次構造といい，ペプチド鎖内のアミノ酸側鎖（R；アミノ酸の顔に相当する部分）間で，特有の相互作用（水素結合，疎水結合，静電結合，S-S結合，ファンデルワールス力）により形成される複雑な立体構造を三次構造という．さらに，複数のポリペプチド鎖（サブユニット）が一定の規則に従って集まり1つのタンパク質を構成している場合には，その構造を四次構造という．

タンパク質はその機能を発現するうえで特有の立体構造をもっていることが必要で，その構造が崩壊すると同時に機能も喪失する（変性）．変性はある種の化学物質や，高温，強酸，強塩基，物理的振動などで起こる．変性が可逆的な場合は，立体構造の回復とともに機能も回復する．

7　タンパク質の機能

"タンパク質"デパートのフロアに従って順番に見ていくと，1Fの短いペプチド鎖でできたもの（ペプチド）はホルモン作用や生理活性作用をもっているものが多い．あのMr.グルコースの血液の旅で，高血糖時に大活躍した"ホルモン"看護師のインスリン（参照 p.20，絵16）などが有名である．2Fの輸送関連タンパク質には，血液中や筋肉内でのO_2の運搬役として働いているヘモグロビンやミオグロビン，血中でホルモンやビタミン，微量金属，脂肪酸などの運び屋として活躍しているアルブミンなどがある．3Fの貯蔵タンパク質では肝臓で鉄を貯蔵するフェリチンが，4Fの運動タンパク質では筋肉の収縮に関係するアクチンやミオシンが，5Fの構造タンパク質では結合組織の成分として重要なコラーゲンなどがある．6Fには遺伝子の発現を調整しているタンパク質が，7Fには成長の促進に働くタンパク質が，8Fには感染防御に役立つ免疫グロブリン（抗体）などがある．さらに，9Fの血液凝固タンパク質ではフィブリノーゲンやトロンビンが，10FにはLDLレセプターなどがある．

8　食事由来のタンパク質の消化・吸収

食事由来のタンパク質は，その特有の立体構造が胃酸（強酸）によりほぐされ（変性），消化されやすい伸びた状態のポリペプチド鎖となる．消化はタンパク質分解酵素群によって触媒

され，アミノ酸どうしのペプチド結合を切断する加水分解反応により起こる．通常，タンパク質分解酵素は未活性な前駆体として分泌され，反応場で活性化されて作用する．消化されたタンパク質は，遊離アミノ酸あるいはアミノ酸がまだ2つ（ジペプチド）あるいは3つ（トリペプチド）つながったままの状態で，小腸粘膜上皮細胞から吸収され，細胞内ですべて遊離したアミノ酸となり血中に移行する．

9　酵素はなぜお巡りさん？

酵素は，化学反応の出会いの障壁となる活性化エネルギーの山を低くすることによって，化学反応を円滑に進める働きをもつタンパク質である（参照 p.14，1 酵素の働き）．

体の中では，様々な化学反応が同時にいろいろな場所で，そして相互に影響し合いながら進行している．これらの化学反応が何ら統御されることなく無秩序に起こるならば，おそらく体の中では化学爆発が起こり，生命を維持することは不可能であろう．

しかし，体の中で実際に起こる化学反応は，生命維持の目的に沿って厳密に統御されている．これは，それぞれの化学反応を触媒する酵素の量や活性状態を必要に応じて変えることで，化学反応をうまく制御しているからである．

したがって，体全体の中で起こる化学反応という視点から酵素の働きを見ると，酵素は生化学の不思議の世界で起こる様々なできごとの交通整理をし，不思議の世界全体の秩序を維持するために働いているお巡りさんにたとえることができる．

10　基質親和性

基質濃度を大きくしていくと反応速度も増加してくるが，やがてこれ以上は大きくならないという一定の反応速度に達する（最大反応速度）．この速度は，酵素の最大処理能力（職務能力の限界）によって決まる．これの半分の速度を与えるときの基質濃度をミカエリス定数（Km）といい，酵素と基質との親和性（反応しやすさ）を示す数値としての意義をもつ．Km値は各酵素に固有の値で，親和性の高い酵素ほど少量の基質に対しても効率よく反応を触媒できる．いわば，酵素の仕事に対する熱心さにたとえられる．

11　酵素活性の制御

化学反応は酵素量の変化（酵素の合成と分解の速度を変えることで調節される）に加え，酵素自身の活性状態を変えることによっても調整される．酵素が働く場の環境因子として，それぞれの酵素に最大の活性を示す最適の温度やpHがある．通常，体温（37℃）や体液のpH（ほぼ中性）のときに最大の活性を示す酵素が多いが，なかには胃液中に分泌されるタンパク質分解酵素ペプシンのように胃酸のpH（1～2）で最大の酵素活性を示すものもある．

生体中の酵素活性は，主に細胞情報により制御される．細胞情報は，個全体の生命維持という観点から必要な情報（神経系やホルモン）と局所的な対応に必要な情報（サイトカイン，プロスタグランジンなどの生理活性物質）に大別できる．前者は情報の発信元と受信地が物理的に離れており，後者はそれが近いという特徴がある．これは，前者が個全体のホメオスタシスを維持するために発信される情報であるのに対して，後者の生理活性物質は局所での迅速な生体調節にかかわる情報だからである（"生理活性"薬剤師は"ホルモン"看護師のようにわざわざ遠方からやって来ることはなく，"酵素"のお巡りさんが担当する区域内の薬局にいて，こまめに"酵素"のお巡りさんの健康をチェックしてくれる）．

12　酵素の補因子

酵素のなかには活性を発現するうえで，本体のタンパク質以外の成分を必要とする場合があり，この成分のことを補因子という．補因子にはビタミンを材料として作られる補酵素（参照 p.85，ビタミンでリフレッシュ）や金属イオンなどがある．例えば，血液凝固反応に関係する酵素の多くは，その活性発現にカルシウムイオン（Ca^{2+}）を必要とする．このため，Ca^{2+}と結合してしまうキレート剤のEDTAなどは，血液凝固を阻止する薬剤として利用されている．

13　前駆体酵素

　未活性な状態の酵素として反応場に分泌され，必要に応じて活性化される．特に，消化や血液凝固（フィブリノーゲン，プロトロンビンなど）の反応にかかわる酵素の場合がそうである．これは，初めから酵素活性をもった状態で分泌されると，食物が入っていないときにタンパク質分解反応が起これば胃や十二指腸に穴があき，血管損傷がないところで血液凝固反応が起これば血管が詰まってしまうからである．前駆体酵素はこれらを未然に防ぐための工夫である．

　どのようにして前駆体酵素は一人前の酵素になるかというと，例えばタンパク質分解酵素ペプシンの場合は，胃の主細胞から前駆体酵素ペプシノーゲンとして分泌され，胃酸（食物摂取時に分泌される）と少量の活性型のペプシンによって，ペプシノーゲンのN末端側から44個のアミノ酸からなるペプチド鎖が切断されて活性型のペプシンに変わる．このように，タンパク質のポリペプチド鎖の一部が切り離されることにより活性型となる場合が多い．

14　律速酵素

　例えば，コレステロールはアセチルCoAを出発材料として20段階以上もの連続する化学反応を経て合成される．これらの各化学反応は，すべて反応に特異的なそれぞれの酵素によって触媒される．これらの酵素群の中で，3段階目の反応であるHMG-CoAをメバロン酸に変える反応を触媒するHMG-CoA還元酵素の活性が，コレステロール合成全体の反応速度を決めることから律速酵素と呼ばれる．通常，この酵素の活性を調節することで，反応全体の速度が制御される（参照p.43，11 コレステロール）．

15　化学反応の調節機構

　連続する化学反応で最終生成物が過剰に作られた場合，反応のいくつかの段階で各反応を触媒する酵素の活性が最終生成物や代謝中間体により調節され，結果として過剰な反応が抑制されるしくみをフィードバック調節機構という．このような調節を受ける酵素をアロステリック酵素といい，生成物や代謝中間体が酵素の活性中心とは異なる部位に結合することで酵素活性を変動させる．アロステリック酵素は，比較的せまい基質濃度の範囲でその活性が大きく変動するのが特徴で，これは生体内でのわずかな濃度変化に対しても急激な酵素活性の変化により，素早く反応を制御するのに適している．

　連続して起こる化学反応で，はじめ未活性な状態（前駆体）であったこれらの反応を触媒する酵素群が，反応の進展に伴い次々と連鎖的に活性化され，結果として反応が増幅されていく機構をカスケード機構という．起点となる反応がたとえ小さくても，雪だるま式に大きな反応を引き起こすことができるので，血液凝固のような素早い対応が要求される化学反応には有利である．また，カスケード機構にはたくさんのステップがあるので反応全体を多方面から制御でき，複雑できめの細かい反応の調節が可能となる．

16　逸脱酵素と酵素診断

　ある臓器が何らかの原因で傷害を受けると，臓器成分の一部はその傷害の程度に従って血液中に離脱してくる．その中に，ある特定の臓器にだけ特徴的に分布する酵素が含まれていれば，その酵素（逸脱酵素）の種類や量を血液検査で調べる（酵素診断）ことによって，どの臓器がどの程度の傷害を受けたかを知る手がかりとなる．

　タンパク質の構造（アミノ酸配列やポリペプチド鎖の組み合わせ）が少しずつ異なっていながらも，同一の化学反応を触媒する複数（通常2～5種類）の酵素群のことをアイソザイムといい，そのパターン（どのタイプの酵素がどのくらいの割合で存在するか）は臓器や組織によって特徴的である．逸脱酵素といっても，ある1つの臓器にだけ分布していることは稀で，実際には，幾つかの臓器に共通して分布していることが多い．このような場合に，逸脱酵素のアイソザイムパターンを調べると，その酵素の由来臓器を特定することができる．

17　酵素阻害剤

酵素阻害剤は下記のように分類される．

酵素阻害剤 ｛ 不可逆阻害剤
可逆阻害剤 ｛ 拮抗型阻害剤
非拮抗型阻害剤

　不可逆阻害剤は酵素の活性部位に結合して離れなくなることで酵素の働きを阻害するもので，サリンなどがこれに相当する．可逆阻害剤は酵素との結合が可逆的で，阻害剤が解離すればまた酵素の働きは回復する．

　可逆阻害剤には拮抗型と非拮抗型があり，前者の拮抗型阻害剤は本来の基質とよく似た構造をしており，酵素の活性中心に基質と競合的に結合することにより反応を阻害する．これは見かけ上，酵素と基質との親和性（反応しやすさ）を低下させるように作用するので，この阻害効果は"酵素"のお巡りさんを誘惑して仕事に対する熱心さを失わせる働きにたとえられる．

　一方，後者の非拮抗型阻害剤は酵素の活性中心とは異なる部位に結合して，活性中心の構造を変化させることで酵素と基質との反応を阻害する．この場合は見かけ上，最大反応速度を低下させるように作用するので，この阻害効果は"酵素"のお巡りさんの仕事を邪魔して職務能力を低下させる働きにたとえられる．

　酵素阻害剤は，体の中で起こる化学反応を意図的にコントロールするうえで有用であり，これを様々な疾病に対する治療や予防の目的に応用された医薬品が数多く開発されている．

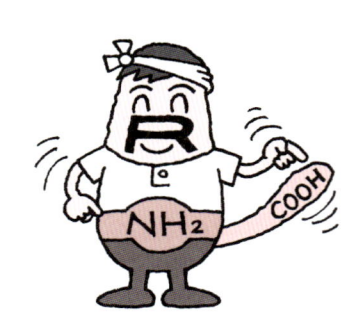

ま と め

1. アミノ酸の特徴は，酸の性質を示すカルボキシル基（COOH）の**しっぽ**と塩基（アルカリ）性を示すアミノ基（NH_2）の**ベルト**をもっていることで，食事として欠くことのできない必須アミノ酸と，体内で合成できる非必須（可欠）アミノ酸がある．

2. 多くの種類のアミノ酸が，エネルギー源あるいはクエン酸回路のメンバー（**"TCA"観覧車の座席**）となるための材料として利用される．低血糖時には，糖新生反応により糖原性アミノ酸からグルコースが作られる．

3. アミノ酸やその誘導体からは，核酸の構成塩基であるプリンおよびピリミジン，ヘムタンパク質を構成するポルフィリン，生理活性アミンなどが合成される．

4. 不要になったアミノ酸のアミノ基は，肝臓にある尿素回路で無毒な尿素に変えられて，腎臓から尿中に排泄される．アミノ基を失った α-ケト酸は，エネルギー源あるいはクエン酸回路のメンバーを作るための材料として利用される（廃物利用）．

5. 生体内ではタンパク質の新陳代謝が活発に行われている．タンパク質の合成材料となるアミノ酸の70〜75％は古くなったタンパク質を分解して生じるアミノ酸が再利用され，残りはその日の食事により摂取されたタンパク質が消化されてできたアミノ酸が使われる．

6. 体の中で起こる様々な化学反応は，酵素の働きにより生命維持の目的に沿って厳密に統御されている．それぞれの化学反応を触媒する酵素は，酵素の基質特異性により反応特異的で，化学反応はこれらの酵素の量や活性状態を変えることで制御される．

7. 体の中では，何段階もの化学反応が連続的に起こることが多く，これらの反応のいくつかの段階で酵素の活性が調節され，結果として最終生成物が過剰に作られないようにするしくみ（フィードバック調節機構）や，反応の進展に伴い未活性な状態（前駆体）であった酵素群が次々と連鎖的に活性化され，反応が増幅されていくしくみ（カスケード機構）がある．

8. ある特定の臓器に特徴的に分布する酵素が，臓器傷害に伴い血液中に離脱したものを逸脱酵素という．この酵素の種類や量を血液検査で調べることで，どの臓器がどの程度の傷害を受けたかを知る手がかりとなる（酵素診断）．タンパク質の構造が少しずつ異なっていながらも，同一の化学反応を触媒する複数の酵素群をアイソザイムといい，そのパターンが臓器・組織によって特徴的であることから，逸脱酵素のアイソザイムパターンを調べることで，その酵素の由来臓器を特定することができる．

9. 酵素阻害剤には，酵素を失活させてしまう不可逆阻害剤と，阻害剤を除けば活性が回復する可逆阻害剤がある．後者はさらに，阻害機構として酵素と基質との親和性（反応しやすさ）を低下させる拮抗型阻害剤と，酵素の最大処理能力を低下させる非拮抗型阻害剤に分類される．酵素阻害剤は体の中で起こる化学反応を意図的にコントロールするうえで有用で，これを様々な疾病に対する治療や予防の目的に応用された医薬品が数多く開発されている．

5. 文化の薫り"デュオ演劇場"（3幕）

　この劇場では，糖，あぶら，タンパク質がそれぞれペアを組んで3幕の劇が演じられている．それでは1つずつ観ていくことにしよう．

"リポタンパク質"[解1]舞台

　ここでは，「血液中のあぶら（中性脂肪とコレステロール）の生涯」を観劇することができる．簡単にあらすじを見てみよう．中性脂肪（参照p.31，絵25）もコレステロール（参照p.38，絵32）も，外の世界（食事）からやって来た者（外因性）と不思議の世界（体内；主に肝臓）で生まれた者（内因性）がいる．これらのあぶらは，それぞれリポタンパク質と呼ばれる特殊な船に乗せられて血液の中を運ばれていく．外因性のあぶらが乗る船の名前を"キロミクロン"号，内因性のあぶらが乗る船の名前を"VLDL"号という．これらの船は筋肉細胞（エネルギー源として中性脂肪が活発に使われるところ）や脂肪細胞（中性脂肪の貯蔵倉庫地帯）に到着すると，それぞれ運んで来た中性脂肪を積み降ろす．中性脂肪が空となった"キロミクロン"号（レムナントという）は肝臓へと戻っていく．一方，ほとんどの中性脂肪を積み降ろし，主にコレステロールが残った"VLDL"号は，船の名前を"LDL"号と変えて，今度は全身の細胞にコレステロールを配給する血液の航海を続ける．

絵47　"キロミクロン"号と"VLDL"号

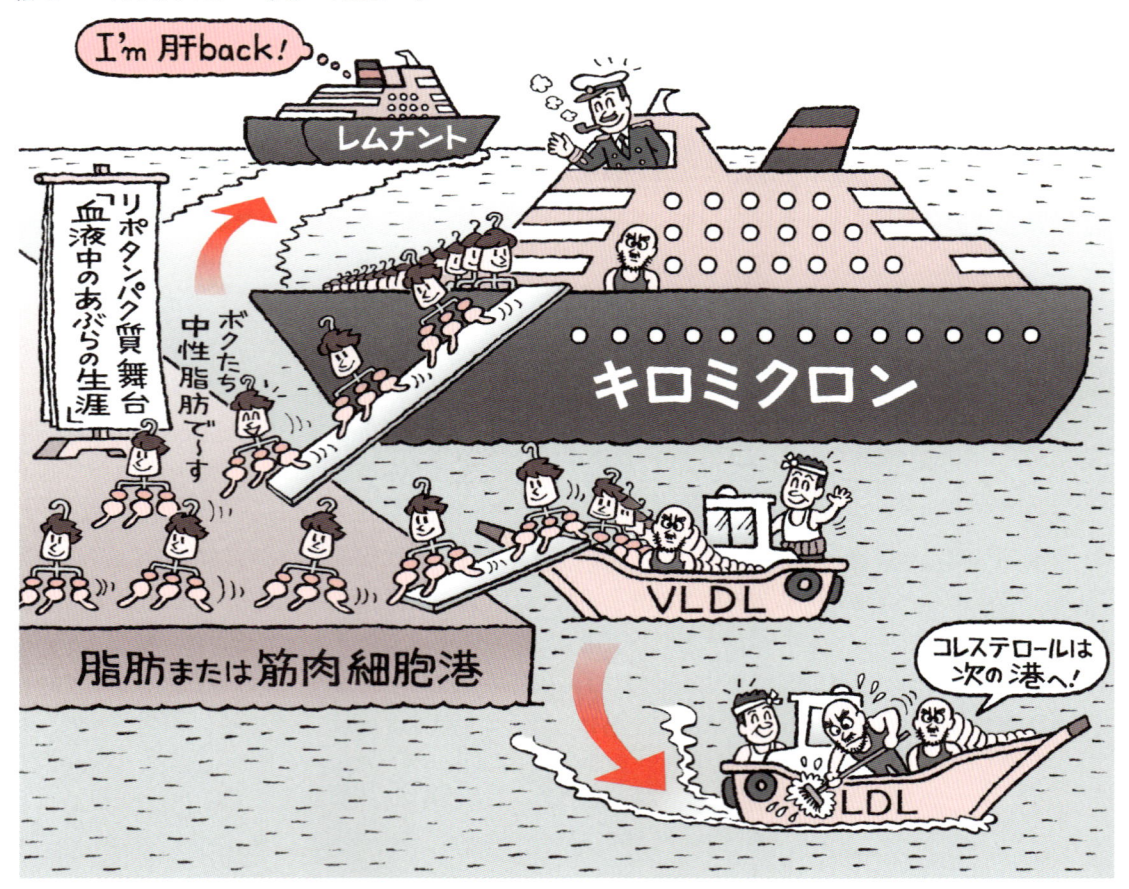

コレステロールは細胞の国の仕切り壁（細胞膜）を強化するために働いているが，その仕事に疲れてしまったコレステロールを新しいコレステロールと交代させるためである．"LDL"号は各地の細胞の港に無事コレステロールを積み降ろすと，その任務を終了して，船の生涯を終える．しかし，コレステロールを配給できなかった"LDL"号は，しばらくは全身を巡る血液の航海を続けるが，最後は出発地であった肝臓へと戻って来る．

　一方，仕事に疲れて交代したコレステロールを回収して，故郷の肝臓へと連れて帰って来る船を"HDL"号という．

絵48　"LDL"号と"HDL"号

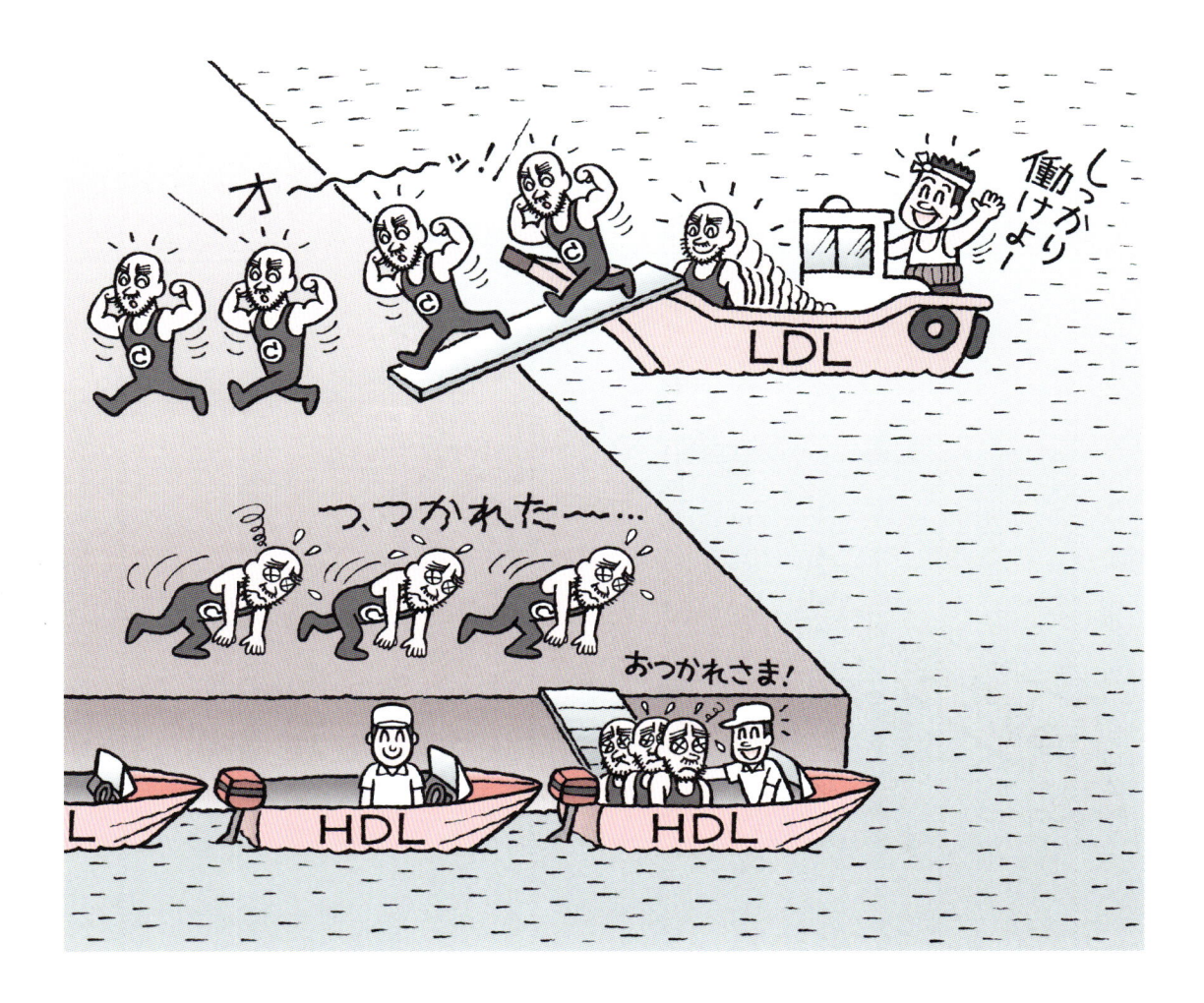

"LDL" 号に乗って運ばれて来るコレステロールの数が，交代するコレステロールの数に比べて多過ぎると，いつまでも航海を続ける "LDL" 号が血液の海に増えてくる（高LDL血症 解2）．長く航海を続けるうちに，"LDL" 号はだんだんさびはじめ，やがて "血管壁" の中に沈没してしまう（酸化LDL）．これをサルベージ船（マクロファージ）が回収しにやって来るが，回収する沈没船が多過ぎると今度はサルベージ船まで沈没してしまうことになる（泡沫化細胞）．このような事故が相次ぎ "血管壁" の港が閉鎖されてしまった状態を動脈硬化 解3 という．

絵 49　酸化 LDL と動脈硬化

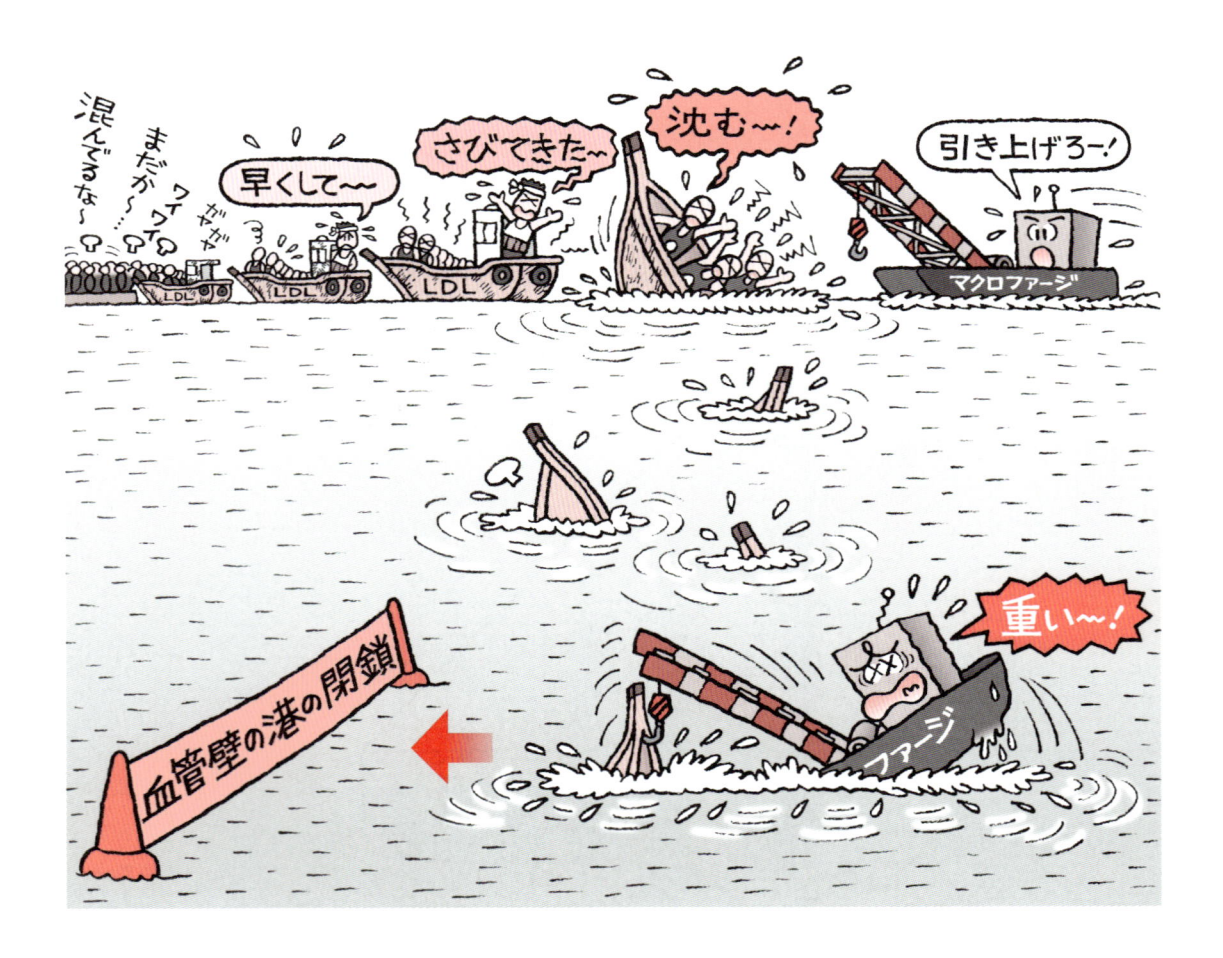

"糖脂質"[解4] 舞台

　この舞台では，糖の村からやって来たミス"オリゴ糖"嬢（参照 p.18，絵14）と，脂質の村のスフィンゴいじさんの骨董屋で売られていたセラミド（参照 p.37，絵31）などが組んで，「細胞の増殖や分化」といったテーマで劇を演じているが，前衛的な内容のため，まだよく理解されていない．しかし，その劇がとても興奮させる内容なので，熱狂的なファンも多い．

"糖タンパク質" 舞台

　ここでは，いろいろな題材を扱った作品が公開されているが，本日は，「細胞の国の仕切り壁（細胞膜）の不思議な働き」という作品を糖とタンパク質が組んで（糖タンパク質[解5]）上演している．仕切り壁には，そこがどんな細胞の国であるかを示す表札（抗原）や，生化学の不思議の世界で暮らす者が出入りする各自に専門のドア（輸送担体），外部からの様々な信号を受信するいろいろな種類のアンテナ（レセプター）が付いている．これらの多種多様な表札やドアやアンテナは，あぶらの壁を通り抜けられる特殊なタンパク質に，ミス"オリゴ糖"嬢が乗って華麗な演技をすることで作り出されている．

絵50　ミス"オリゴ糖"嬢の華麗な演技

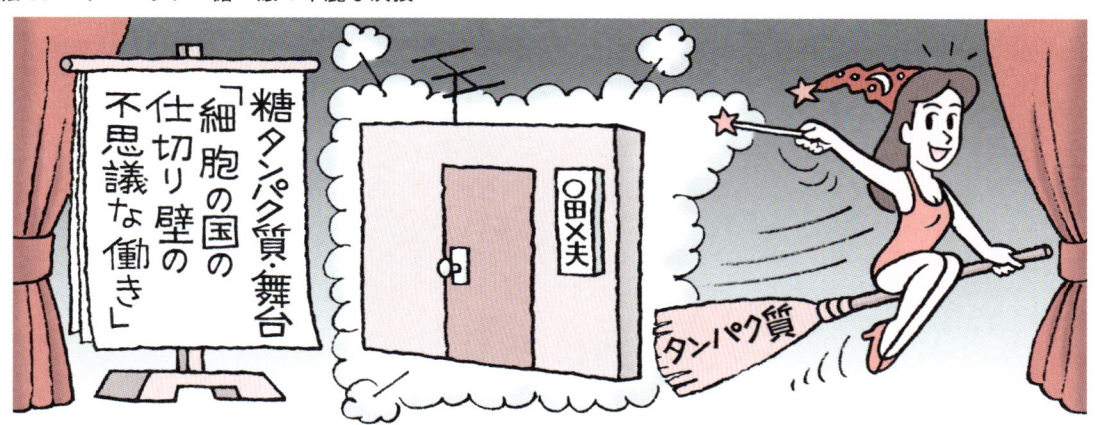

　次回上演予定の「国境警備隊」という作品は，体の大きな糖鎖（父さん）（グリコサミノグリカン：参照 p.19，絵15）がタンパク質に乗って（プロテオグリカン），細胞や臓器の国の境界に派遣され，そこで紛争（摩擦）が起こらないように警備の仕事をしているという内容である．

絵51　プロテオグリカンの国境警備隊

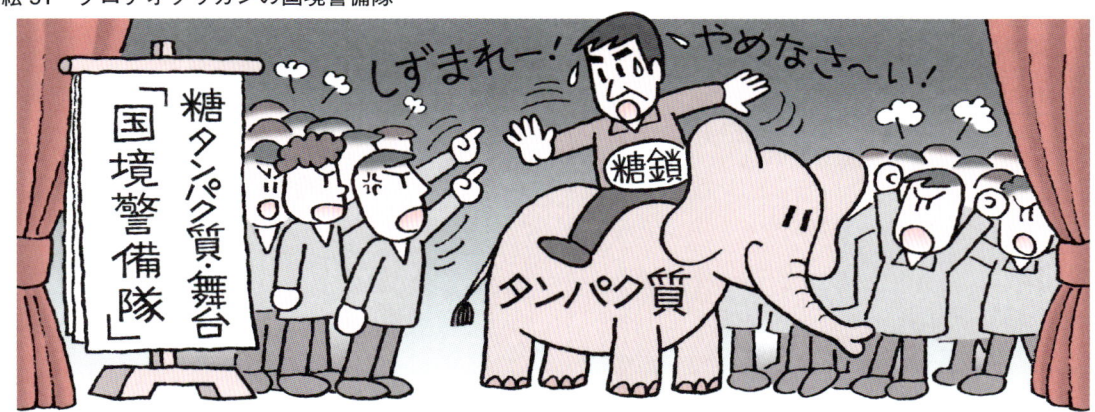

解　説

1　リポタンパク質

　脂質は，血液中では特殊なタンパク質（アポリポタンパク質といい，いくつかの種類がある）と複合体を形成し，リポタンパク質として存在している．リポタンパク質は，親水性部分をもつリン脂質と遊離コレステロールが球状の表面を覆い，中心部に疎水性の高いトリグリセリド（中性脂肪）やエステル型コレステロール（コレステロールに脂肪酸が結合したもの）が包み込まれた構造をしている．アポリポタンパク質は表面に結合しており，リポタンパク質の構造を安定化するとともに，その代謝や細胞への結合に関与している．

　リポタンパク質は比重の大きさによって大きく4種類に分類される．キロミクロンは食事由来の脂質（主に中性脂肪）を血中で運ぶリポタンパク質で，小腸粘膜上皮細胞で作られリンパ管を経由して血中に分泌される．VLDL（超低比重リポタンパク質）は肝臓で合成された中性脂肪やコレステロールを血中で運ぶリポタンパク質で，中性脂肪を主に筋肉や脂肪組織に運ぶ．LDL（低比重リポタンパク質）はVLDL中の中性脂肪が減少してできたVLDLの最終代謝産物で，末梢組織にコレステロールを供給する役割をもつ．HDL（高比重リポタンパク質）は肝臓や小腸粘膜上皮細胞で作られ，末梢組織で余剰となったコレステロールを回収して肝臓に運ぶ役割を担う．

2　脂質異常症

　血液中（空腹時）の中性脂肪が150 mg/dl 以上，あるいはLDL-コレステロールが140 mg/dl 以上，HDL-コレステロールが40 mg/dl 未満のいずれかの場合を脂質異常症といい，動脈硬化症などを引き起こす危険因子の1つになっている．高脂血症の場合は上昇するリポタンパク質の種類によって，Ⅰ型からⅤ型まで分類され，Ⅱa型の家族性高コレステロール血症（LDLレセプターの遺伝的欠損）が動脈硬化と最も密接な関係が認められる．

3　動脈硬化症

　動脈血管の内腔に狭窄や閉塞をきたし脳梗塞や心筋梗塞などをもたらす疾患で，これらの脳・心血管疾患による死亡率は全死亡率の約4割を占める．動脈硬化病巣では，脂質，特にコレステロールの異常蓄積がみられ，その由来は血液リポタンパク質のLDLである．血中LDLの増加に加え，LDLの酸化変性が動脈硬化の発症・進展に重要と考えられている．

　LDLの酸化は，血管内皮下に浸潤したLDLが速やかに処理されず長期に滞留する間に，活性酸素（フリーラジカル：参照p.40，2 脂質のラジカル酸化）などにより引き起こされると考えられている．酸化したLDLは，これを異物と認識したマクロファージにより貪食され，やがてマクロファージが泡沫細胞化することにより，血管壁にコレステロールが蓄積していく．

　このように動脈硬化を引き起こす元々の原因がLDLであることから，LDLのことを悪玉コレステロールといい，逆に，血管壁に溜まったコレステロールを回収して運び去ることにより，動脈硬化を予防する働きがあるHDLのことを善玉コレステロールという．しかし，コレステロール自体に善いものと悪いものがあるということではなく，血液中をどちらの方向に向かって流れているコレステロールか（肝臓からLDLに乗って末梢組織に向かっているのか，逆に末梢組織からHDLに乗って肝臓に向かっているのか），それが動脈硬化を促進する結果をもたらすのか，それとも抑制する効果をもたらすのかで命名されたものである．

　LDLは本来，全身の細胞に，細胞膜成分として重要なコレステロールを運ぶという極めて重要な役割を担っている．したがって，LDL自体が体に悪いということではなく，血液中でのLDLとHDLの量的バランスが崩れることが動脈硬化を引き起こす原因である点に留意する必要がある．

4　糖脂質

　スフィンゴ糖脂質とグリセロ糖脂質に分類され，前者は主に動物に後者は細菌や植物に多く分布している．スフィンゴ糖脂質にはセラミドに単糖が一つ結合したセレブロシドや糖鎖が結合したガングリオシドなどがあり（参照p.42，10 スフィンゴ脂質），これらは神経系の細胞膜の重要な構成成分である．糖脂質の生理的な役割はま

だよくわかっていないが，細胞の発生や分化および癌化に関係すると考えられている．現在，最もホットな研究領域の1つである．

5　糖タンパク質

タンパク質を構成するポリペプチド鎖のある特定のアミノ酸にオリゴ糖が結合したもので，抗原，レセプター，ホルモン，インターフェロン，細胞間物質（コラーゲン，プロテオグリカン），粘液物質（ムチン）など多彩な機能に糖タンパク質は関係している．

細胞膜を構成するタンパク質の多くは，膜を貫通する疎水性領域をもち，細胞表面側に糖鎖を保持している．この糖鎖が細胞相互の認識や接着，凝集，分化などに重要な役割を果たしている．細胞表面で外部からの情報を受容するレセプターの多くも糖タンパク質でできている．

糖鎖が主に二糖類の繰り返し構造からなる極めて長いものをグリコサミノグリカン（ムコ多糖）といい，このような糖鎖がついたタンパク質をプロテオグリカンという．プロテオグリカンは細胞間物質として水分保持や粘性の付与に重要な役割を果たしており，同じく糖タンパク質の1つであるコラーゲン（繊維成分）とともに結合組織を構成している．コラーゲンは体の中で最も多いタンパク質で，体構成タンパク質の約1/3を占め，結合組織の主要成分として器官の形態形成などに関与している．

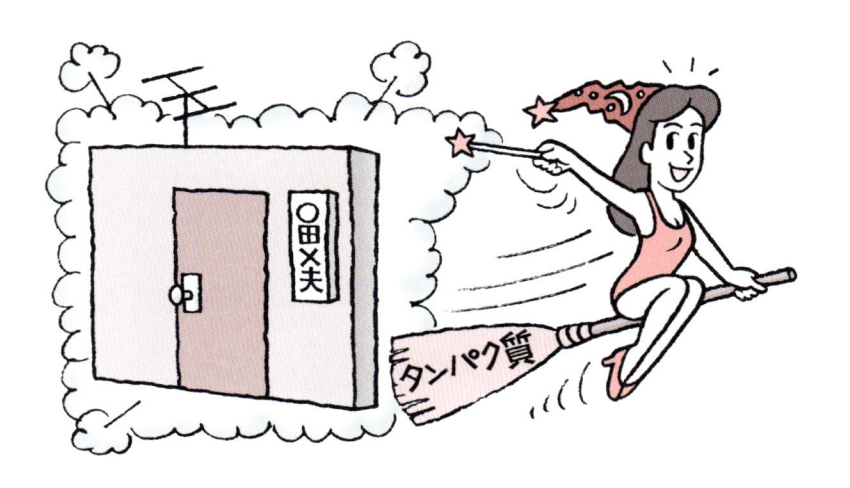

ま と め

1. 血液中で，あぶらを乗せて運ぶ船をリポタンパク質という．キロミクロンは食事由来の脂質（主に中性脂肪）を筋肉細胞や脂肪細胞に運び，VLDL（超低比重リポタンパク質）は肝臓で合成された（内因性）中性脂肪やコレステロールを運搬する．LDL（低比重リポタンパク質）は末梢組織にコレステロールを供給し，HDL（高比重リポタンパク質）は末梢組織で余剰となったコレステロールを回収して肝臓に運ぶ．

2. 動脈硬化は，動脈血管の内腔が狭窄や閉塞をきたし，脳梗塞や心筋梗塞などをもたらす疾患で，血管壁での脂質，特にコレステロールの異常蓄積を特徴とする．その由来は血液リポタンパク質のLDLで，LDLの増加に加え，その酸化変性が動脈硬化の発症に重要と考えられている．動脈硬化を引き起こす原因がLDLであることから，LDLのことを悪玉コレステロールといい，逆に，血管壁に溜まったコレステロールを回収して運び去ることにより，動脈硬化を予防する働きがあるHDLのことを善玉コレステロールという．しかし，LDL自体が体に悪いということではなく，血液中でのLDLとHDLの量的バランスが崩れることが問題である．

3. スフィンゴ糖脂質のセレブロシドやガングリオシドは神経系の細胞膜の重要な構成成分で，細胞の発生や分化および癌化に関係すると考えられている．

4. タンパク質にオリゴ糖が結合したものを糖タンパク質といい，抗原，レセプター，ホルモン，インターフェロン，細胞間物質（コラーゲン，プロテオグリカン），粘液物質（ムチン）など多彩な機能に関係している．

6. 知の宝庫 "核酸図書館"

　ここには、生化学の不思議の世界のすべての情報が保管された核酸図書館と "タンパク質" 製品を製造するタンパク工房がある．まずは，簡素だが頑丈そうな核酸図書館の中に入ってみよう．

核酸図書館 解1

　図書館は4階建ての建物で，上に行くほど広くなっている．1Fには受付カウンターがあり，図書館に入るのに必要なプリン型とピリミジン型の塩基の帽子が置いてある．2Fはヌクレオシド，3Fにはヌクレオチド，そして4FがDNAとRNAの部屋になっている．

　それでは，1Fから順番に見ていくことにしよう．プリンおよびピリミジンのことを塩基 解2 といい，後に述べるように，遺伝暗号となる大切なものである．プリン塩基の帽子は六角形と五角形がくっついた形をしており，アデニン（A）とグアニン（G）の2つの種類がある．一方，ピリミジン塩基の帽子は六角形の形をしており，シトシン（C），ウラシル（U），チミン（T）の3種類がある．

　どれでも好きな帽子を受け取って2Fに上がると，プリンまたはピリミジン塩基の帽子をかぶった五炭糖（ペントース）のヌクレオシド 解3 たちが住む部屋が見えてくる．この五炭糖とは，糖の村か

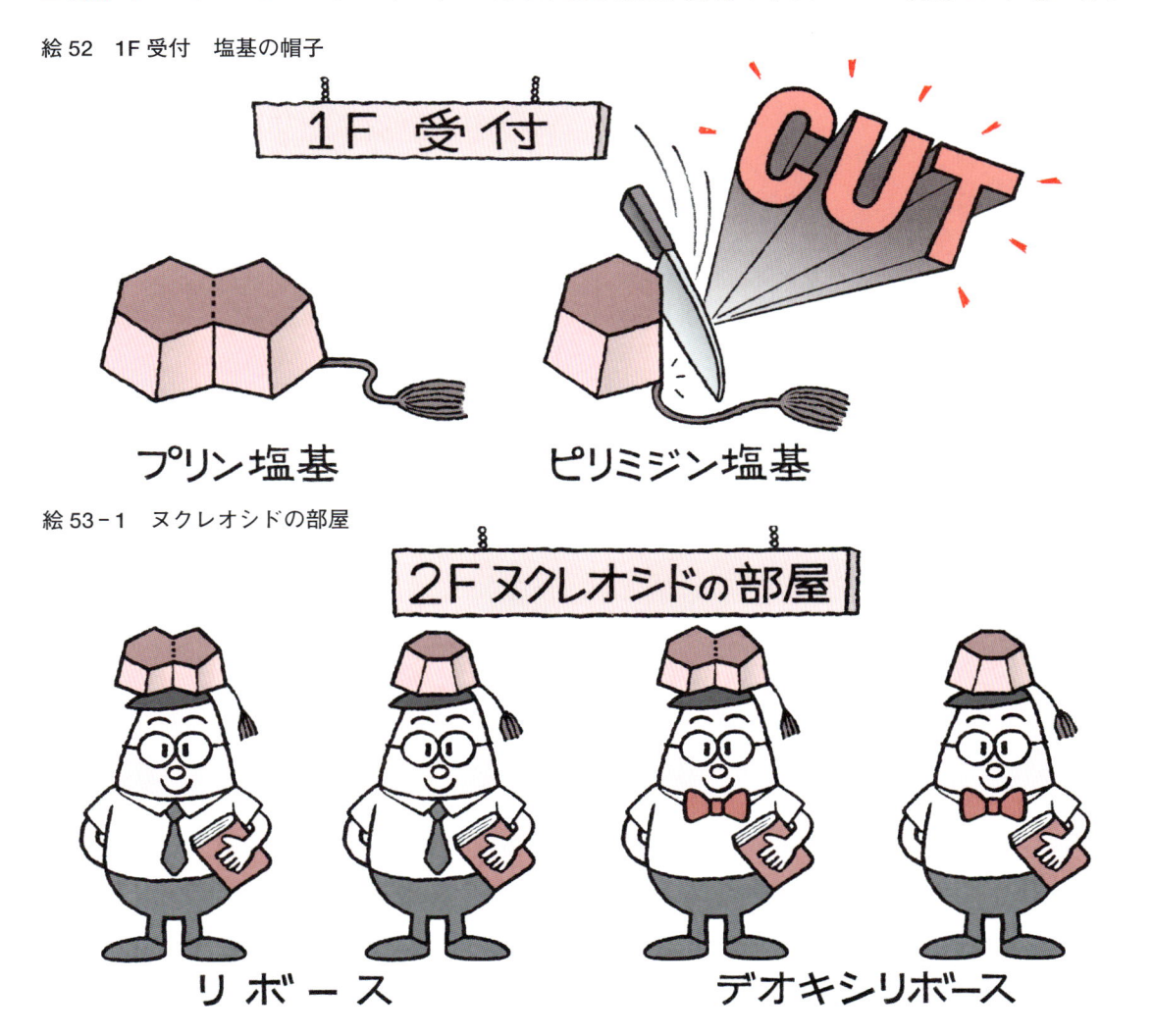

絵52　1F受付　塩基の帽子

絵53-1　ヌクレオシドの部屋

らやって来たグルコースの弟のリボース（参照p.23, 絵20）とその子どものデオキシリボース（蝶ネクタイ）のことである．5種類の塩基の帽子（A, G, C, U, T）と2種類の五炭糖（リボースとデオキシリボース）の組み合わせは全部で10種類となるはずだが，実際には8種類のヌクレオシドしか住んでいない．それは，リボースはA, G, C, Uの4種類の帽子，デオキシリボースはA, G, C, Tの4種類の帽子しかかぶれない規則になっているからである．

次に，3Fのヌクレオチド[解3]の部屋をのぞいてみよう．ここには，先ほどのヌクレオシドにさらにリン酸がくっついた体をもつヌクレオチドたちが住んでいる．ヌクレオチドの中には，リン酸が1個だけ付いた者や2個付いた者，3個付いた者たちがいる．リン酸が3個付いたヌクレオチド三リン酸の中にはエネルギーの宅配便として活躍している者もおり，塩基の帽子がアデニンで糖がリボースのATP（参照p.8, 絵5）が特に有名である．

絵53-2　ヌクレオチドの部屋

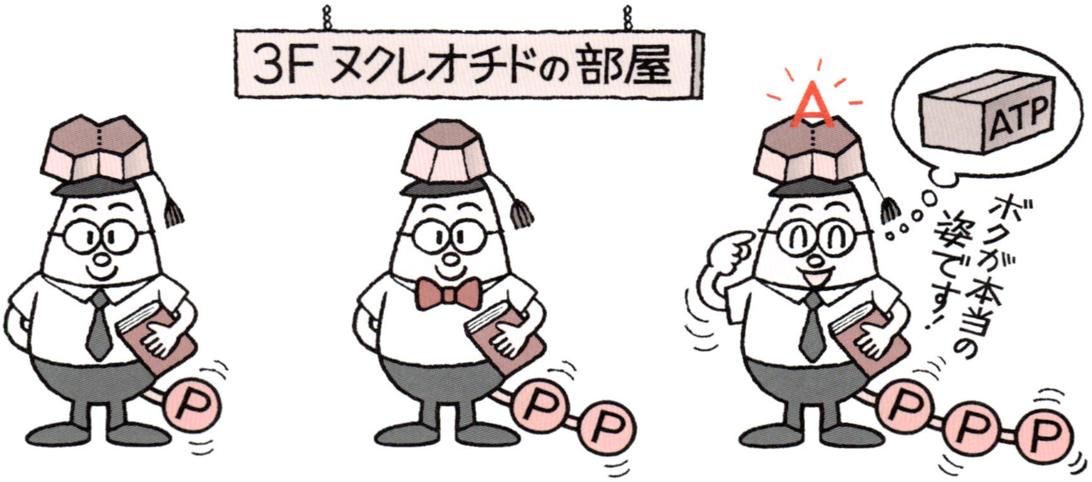

最上階の4Fに上がると，そこは図書館で最も広いDNAとRNAの部屋になっている．DNAの部屋にはデオキシリボースのヌクレオチド三リン酸，RNAの部屋にはリボースのヌクレオチド三リン酸だけが入室を許されている．DNAとRNAは，ヌクレオチド三リン酸がエネルギー（高エネルギーリン酸結合に保持されている）を使ってお互いのリン酸と糖で次々と連結した長いポリヌクレオチド

絵54-1　RNAの部屋

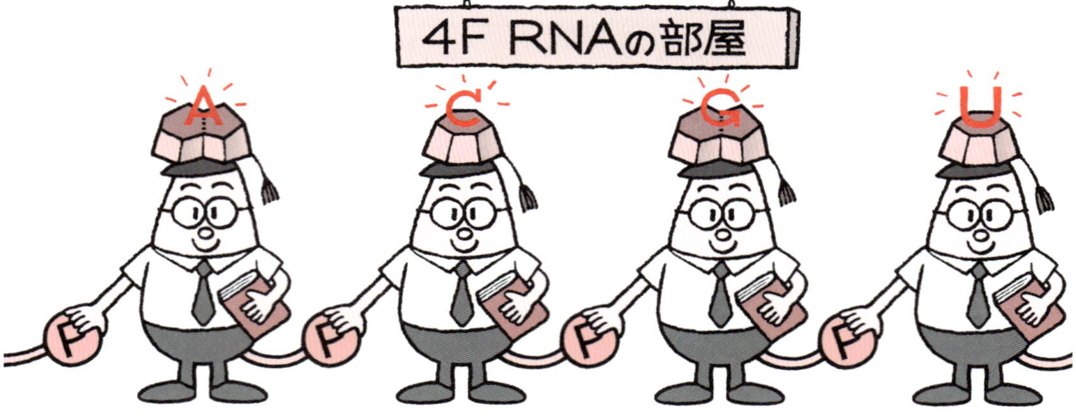

絵 54-2　DNA の部屋

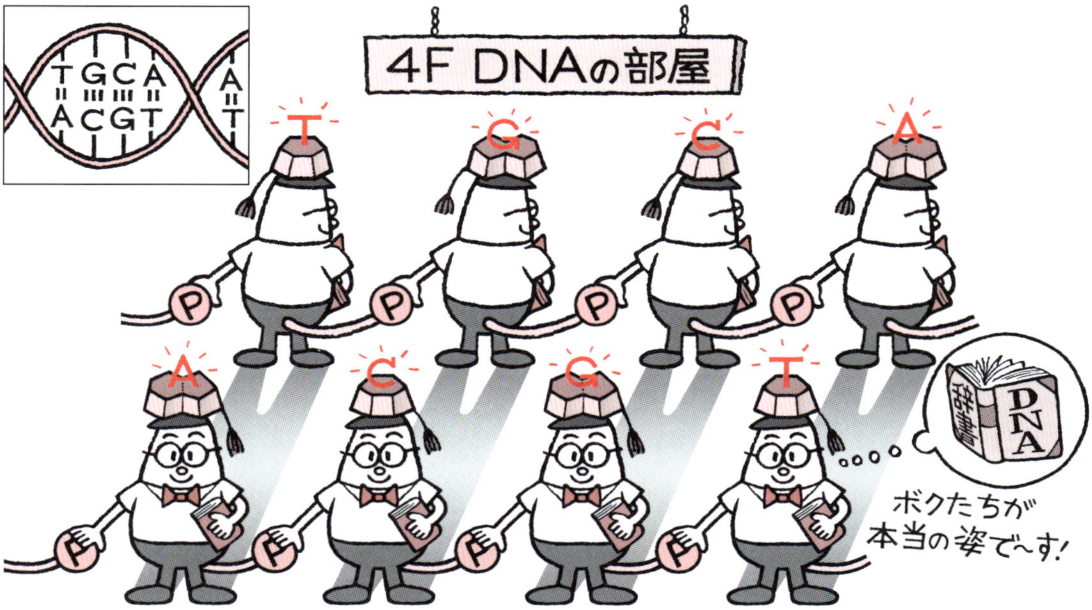

鎖の体をしている．ポリヌクレオチド鎖が 1 本だけでできているものが RNA，2 本のポリヌクレオチド鎖が互いにからみ合ったらせん状の体をしている者が DNA である．

尿酸便所

　図書館の 1F のカウンターの脇には便所があって，そこでは古くなったプリン塩基の帽子が処分されて尿酸として捨てられている．一方，古くなったピリミジン塩基の帽子を捨てる所はないので，アラニン（アミノ酸）などに変換されて再利用されている 解4．

　尿酸便所が故障すると，血液中に尿酸が増え痛風を引き起こす．

絵 55　尿酸便所の故障

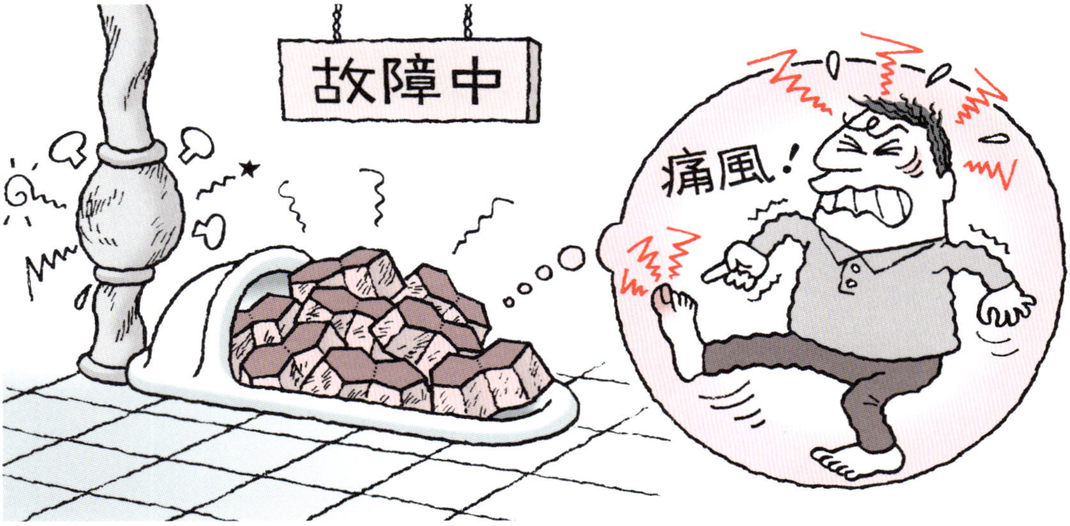

6．知の宝庫"核酸図書館"　69

DNA[解1]大辞典

　それでは，いよいよ DNA と RNA の部屋に入って，中の様子を詳しく見学してみよう．
　DNA の部屋には巨大な書庫があり，数え切れないほど膨大な数の辞書が並んでいる．これらは DNA 大辞典と呼ばれるもので，生化学の不思議の世界のすべての情報がこれらの"DNA"の辞書（ポリヌクレオチド鎖）に書き込まれている．どのような文字で書かれているかというと，3つの塩基の並び方が1つの暗号文字（コドン）となっているのである．

　"DNA"の辞書を開くと，右側のページには凹型で，左側のページには凸型で全く同じ内容の文章が書いてあり，辞書を閉じるとぴったりかみ合うようになっている．すなわち，右側と左側のページ（2本のポリヌクレオチド鎖）は相互に鋳型の関係になっているのである．したがって，"DNA"の辞書をコピーする場合には，版画印刷のように右側のページを鋳型として左側の文章がコピーでき，逆に左側のページを鋳型として右側の文章がコピーできる．

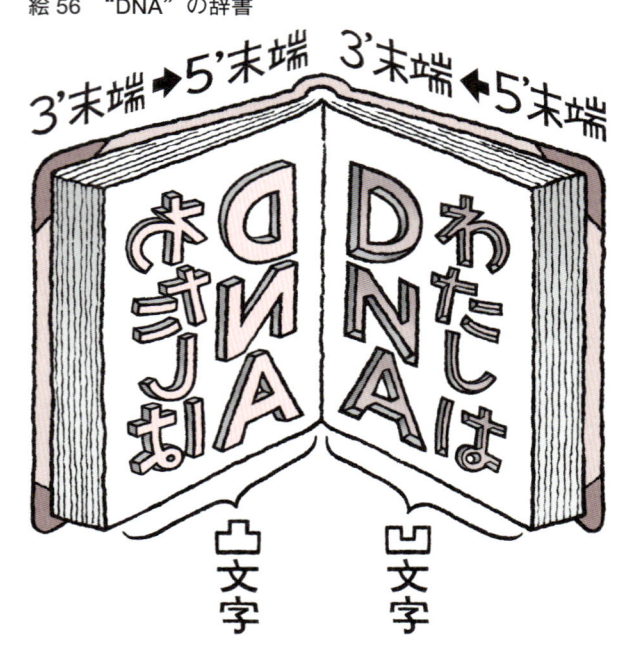

絵56　"DNA"の辞書

"DNA"の辞書の複製

　この DNA 大辞典は，すべての細胞の国（赤血球は除く）に1つずつ置かれている．新しい細胞の国が作られる（細胞分裂・増殖）ときには，DNA 大辞典を丸ごと1つ複製（DNA の複製[解6]）するという大作業をしなければならない．ちょうど今，その複製作業が行われているので，邪魔をしないように気をつけて見学させてもらおう．

　図書館にあるD型コピー機（DNA ポリメラーゼ）が総動員され，書庫からは次々と"DNA"の辞書が運ばれてくる．"DNA"の辞書が開かれ，右側と左側のページをそれぞれ鋳型として，新しい文章がコピーされていく．右ページの凹型文章は右から左方向（5'末端→3'末端）に書かれており，逆に左ページの凸型文章は左から右方向（3'末端→5'末端）に書かれている．

　D型コピー機は右から左方向にしか文章を認識できないため，右ページはスムーズにコピーされる（先行鎖）のに対して，左ページでは文節の区切りごとに小刻みなコピー（岡崎フラグメント）が繰り返されるので，コピーの速度は右ページと比べていつも遅くなる（遅行鎖）．

　ページごとに，オリジナルの凹型文章とそれを鋳型としてコピーされた凸型文章がセットとなり，また，オリジナルの凸型文章とそれを鋳型としてコピーされた凹型文章がセットとなって，全く同一の2冊の辞書が作られていく（半保存的複製）．

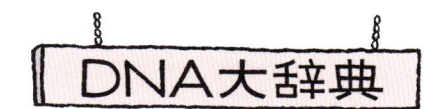

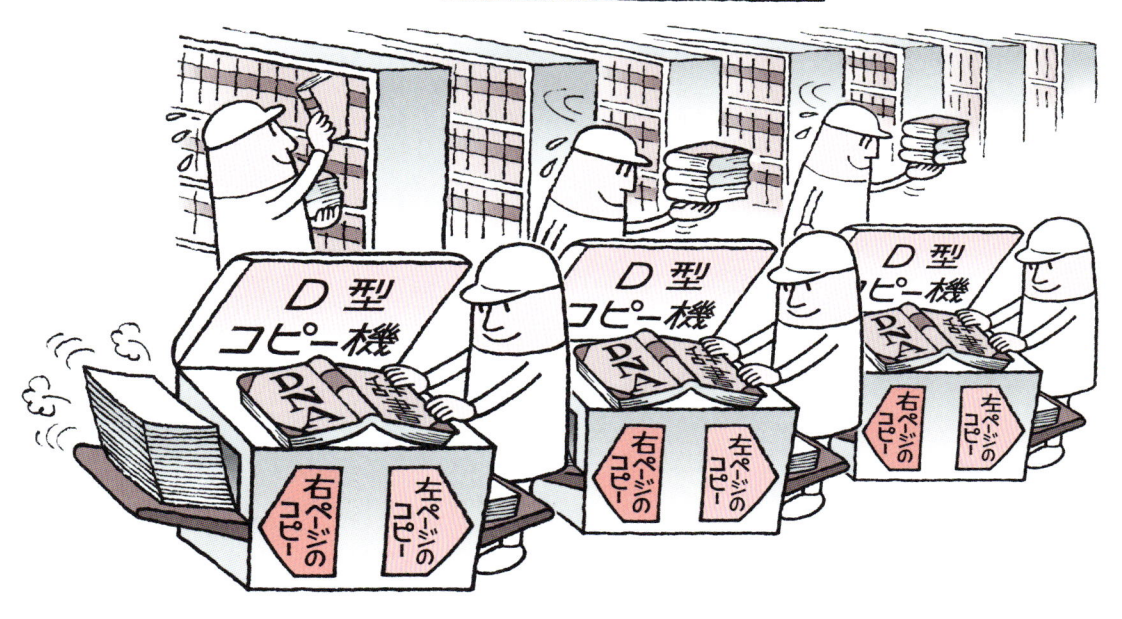

絵57　"DNA"の辞書の複製

"DNA"の辞書のメンテナンス

　"DNA"の辞書は，保管中に発ガン物質や紫外線，X線などに曝されたり，複製時にミスが起こると，書いてある文章に間違いが生じることがある．それが文章として重要でない箇所で起こった場合には問題ないが，タンパク質の設計図が書き込まれた箇所で起きた場合には，それを基にして作られたタンパク質は欠陥製品となってしまう．例えば，間違いのある設計図で作られた"酵素"のお巡りさんは，上手に化学反応の交通整理ができないため，交通渋滞や事故を引き起こしてしまう（先天性代謝異常 解7）．

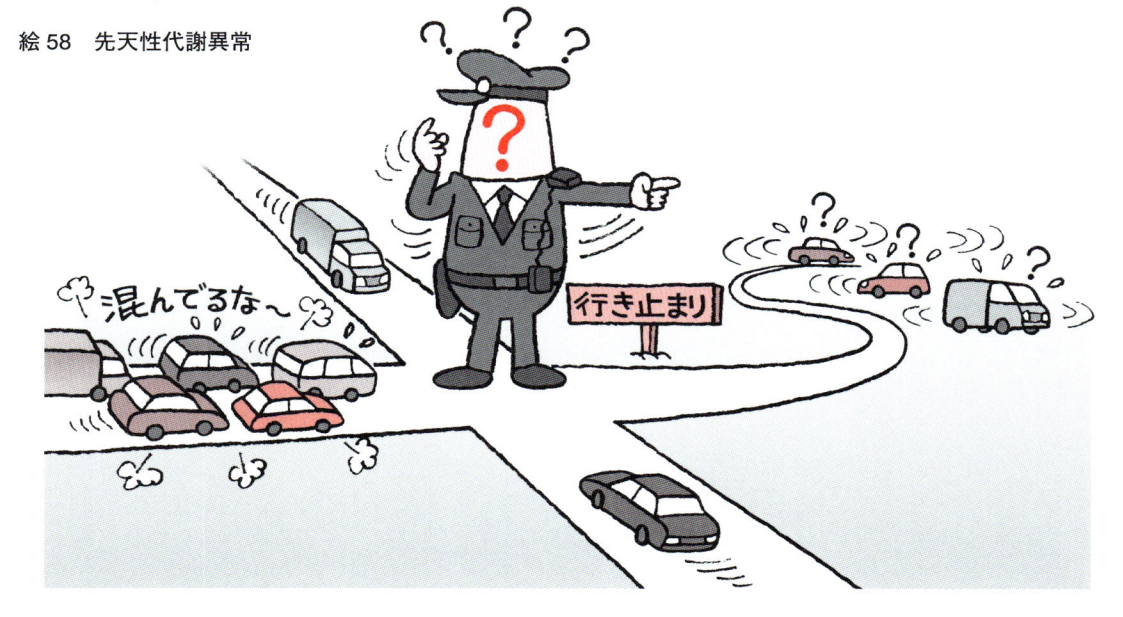

絵58　先天性代謝異常

6．知の宝庫"核酸図書館"

このようなことを未然に防ぐために，"DNA"の辞書はふだんから点検され，誤りが見つかるとすぐに修復される．誤りが凹型と凸型の両方の文章の同じ箇所で同時に起こることはめったにないので，一方の間違っている箇所が切断・除去された後，他方の正しい文章を鋳型としてコピーされた修正部分が導入されて修復される．それでもたまに，間違った文章が修正されずそのまま複製されて子孫に伝えられてしまう場合がある（突然変異）．これが，その生物の生存にとって有利に働く場合には進化となるが，不利に働く場合には種の絶滅を招いたり，個体レベルでは遺伝性疾患となって現れる．

タンパク工房

　次は，RNAの部屋に行ってみよう．この部屋には後述するように3種類のRNAが住んでいるが，たいていは図書館の隣にあるタンパク工房に出かけている．タンパク工房では，3種類のRNAが協力して，お客さんからの注文に応じて迅速に，"タンパク質"製品を作り上げている．その仕事ぶりを見学してみよう．

　"タンパク質"デパートから注文が入ると，その"タンパク質"の設計図が"DNA"の辞書からR型コピー機（RNAポリメラーゼ）を使って転写（メッセンジャーRNA：m-RNA）解8される．設計図が書かれている前のページには，コピーをスタートさせるのに必要なカード（プロモーター）やコピー速度を調整するためのカード（エンハンサー）が貼り付けてあり，これらのカードをコピー機に差し込むと，指定の"タンパク質"の設計図が指定の速度でコピーされる．脂質の村のステロールの山から来た"ホルモン"看護師（ステロイドホルモン）は，コピー速度を速めるカードを入れるのがとても上手である（参照 p.84，絵66）．

絵59　転　写

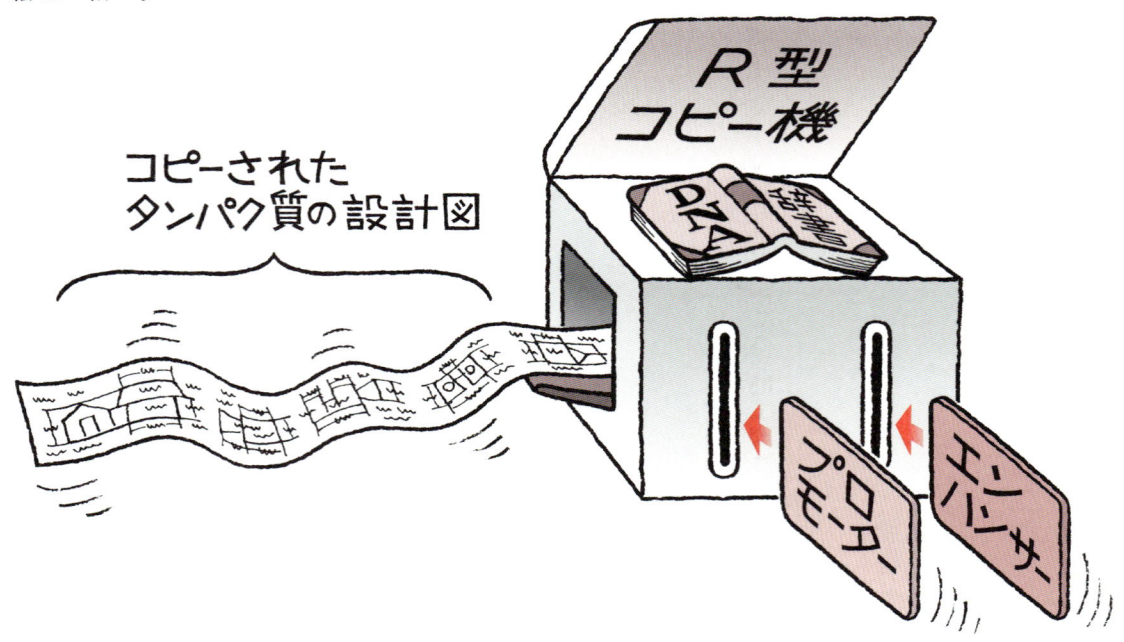

"DNA"の辞書からそのままコピーされた"タンパク質"の設計図には不必要な部分（イントロン）も含まれているので，それらは除去され新たに編集（スプライシング）されて，表表紙（5'末端でのキャップ構造）と裏表紙（3'末端へのポリA鎖の付加）が付いた完成した設計図（成熟m-RNA[解9]）がタンパク工房に届けられる．

絵60　スプライシング

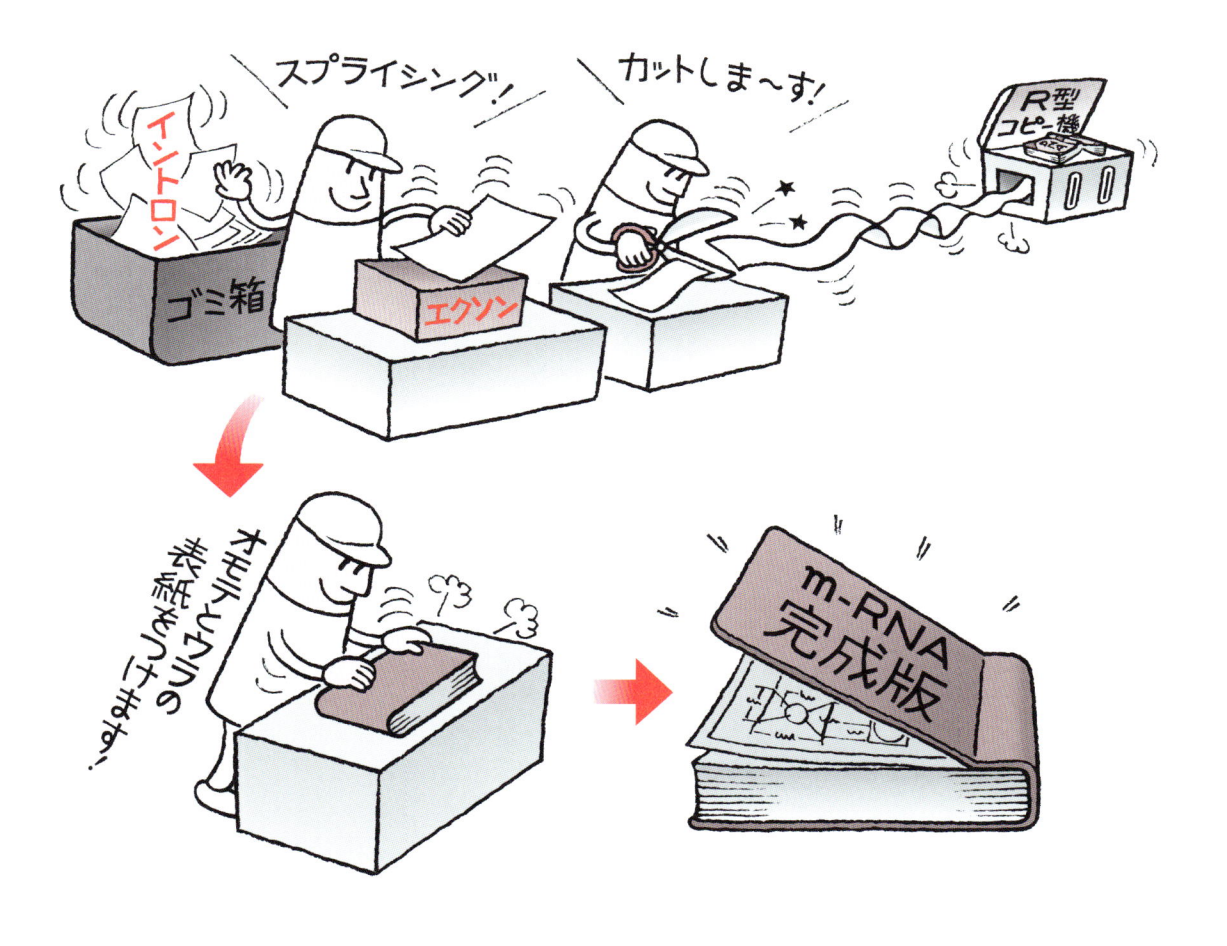

"タンパク質"の設計図に従って，クローバーの顔をしたトランスファーRNA（t-RNA）によって，タンパク質の材料となるアミノ酸が次々とタンパク工房に運び込まれてくる（多くは"タンパク質"デパートで期限切れとなった"タンパク質"製品が分解されて生じたアミノ酸，参照p.50，絵41）．20種類のアミノ酸（タンパク質メンバーズクラブの会員）をそれぞれ専門に運ぶt-RNAがおり，その数は総勢60名ほどにも及ぶ．t-RNAが運んできたアミノ酸を，クレーン車（リボソーム）を操作するタンパク工房の職人〔リボソームRNA（r-RNA）〕が，設計図どおりに順番につなげていき，注文どおりの"タンパク質"製品に仕上げる（翻訳[解10]）．

6．知の宝庫"核酸図書館"　73

絵61　翻訳作業

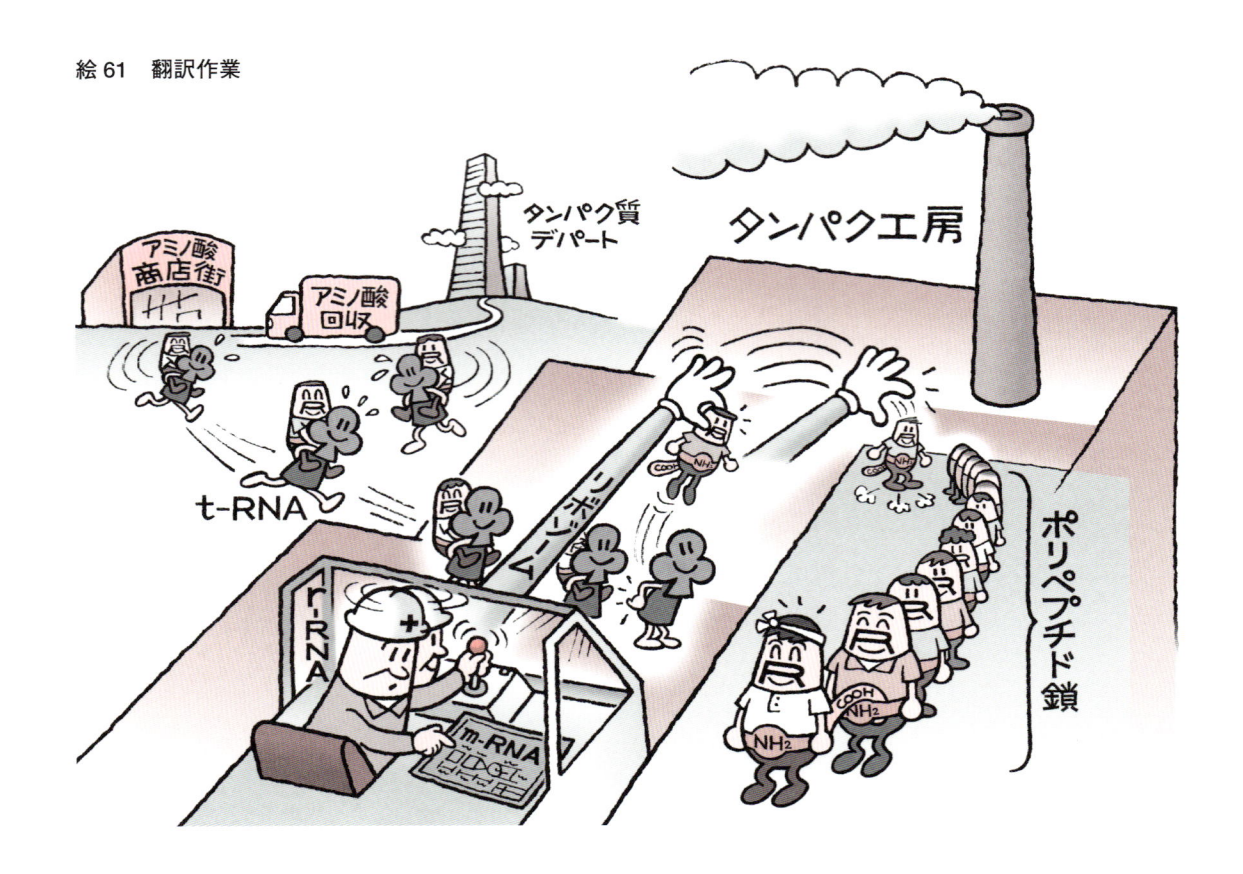

　"タンパク質"製品の中には，そのまま完成品として"タンパク質"デパートに納品されるものもあるが，さらに加工（ポリペプチド鎖の部分的な切断）したり，飾り付け（アミノ酸残基の修飾）したりして，最後の仕上げが行われるものもある．また，海外（細胞外）に輸出される製品（分泌タンパク質）は，ゴルジ装置で輸出先の荷札（糖鎖）を貼られてから出荷される．
　タンパク工房はいつもとても忙しく，一時の休みもなくRNAの職人達は働いているが，彼らの勤務時間はとても短く，早い者で数分，長い者でも数日で新しく来た者と交代してしまう．特に，"タンパク質"の設計図（m-RNA）は数時間以内に廃棄されてしまうことが多い．

核酸図書館と他の施設との関係

　アミノ酸商店街からは，大勢のアミノ酸（ただし，タンパク質メンバーズクラブの会員に限る）が"タンパク質"製品を作るための材料として，タンパク工房に連れて来られる．また，アスパラギン酸とグルタミンなどが，プリン塩基やピリミジン塩基の帽子を作るための材料として核酸図書館に運ばれて来る．"タンパク質"デパートからは，コピー機（DNAポリメラーゼ，RNAポリメラーゼ）などが納品されている．一方，タンパク工房からは，完成した"タンパク質"製品が"タンパク質"デパートに納められる．糖の村からは，Mr.グルコースの弟のリボースが核酸図書館で働くためにやって来る．脂質の村のステロールの山からは，"ホルモン"看護師（ステロイドホルモン）がときどきやって来て，コピー速度を調整している．

解　説

1　核酸図書館

　DNA（遺伝子の本体）とRNAのことを核酸という．それは，どちらもヌクレオチド（核酸の構成単位で塩基，糖，リン酸から構成される）がたくさんつながったポリヌクレオチド鎖構造をしているからである．本文では，核酸のポリヌクレオチド鎖構造を **4F建ての図書館** にたとえて説明しており，上に行くほど高次構造となっている．

2　塩　基

　塩基にはプリン型とピリミジン型があり，前者にはアデニン（A）とグアニン（G）の2種類が，後者にはシトシン（C），ウラシル（U），チミン（T）の3種類がある．構成塩基として，ウラシル（U）はRNAだけにあり，チミン（T）はDNAだけがもっている．その他の3種類の塩基，すなわちアデニン（A），グアニン（G），シトシン（C）はRNAとDNAの両方に共通の構成塩基である．

3　ヌクレオシドとヌクレオチド

　塩基（A,G,C,U,Tの5種類）と糖（リボースとデオキシリボースの2種類）からできているものをヌクレオシドといい，これに，さらにリン酸が結合したものをヌクレオチドという．

　結合するリン酸の数は1個から3個まであるが，核酸を構成するヌクレオチドはリン酸が1個付いたヌクレオチド一リン酸である．

　本文では，**DNAやRNAの部屋に入室できるのはリン酸を3個もったヌクレオチド三リン酸だけである** と述べているが，これは核酸の合成時（ヌクレオチドが次々と相互に結合して鎖状に連結していく過程）に，その材料として使われるのがヌクレオチド三リン酸だからである．ヌクレオチド三リン酸は，結合時に2個のリン酸がはずれ（結合エネルギーとして利用され），ヌクレオチド一リン酸として連結していく．ヌクレオチド三リン酸は，核酸の合成材料となるほか，ATPに代表される **エネルギーの宅配便** としても利用される（参照 p.14，2 ATP）．

4　ヌクレオチドの合成と分解

　ヌクレオチドを合成する経路には，プリンおよびピリミジン塩基から新たに合成される新生経路（de novo pathway）と，代謝されたヌクレオチドの分解過程で生じた塩基を再利用する経路（salvage pathway）がある．プリンおよびピリミジン塩基は，アミノ酸や二酸化炭素（CO_2）などから体内で合成され，食事由来の塩基が利用されることはほとんどない．

　DNAは細胞が生きている限り分解されることはないが，RNA（m-RNAは，t-RNAやr-RNAよりもさらに不安定である）は，数分から数日の間に分解され，それに代わって新しいRNAが合成される．

　ヌクレオチドの分解は，リン酸，糖の順にはずれていき，最後に塩基が代謝される．プリン塩基のグアニンはキサンチンを経て，アデニンはヒポキサンチンを経て，それぞれ尿酸に代謝される．一方，ピリミジン塩基のウラシルやシトシンは最終的にアンモニア（NH_3），二酸化炭素（CO_2），アラニンに分解される．

フットノート

〈痛風〉

　…**尿酸トイレの故障によって起こる病気**

　プリン塩基（肉，アルコール，特にビールに多く含まれる）の過剰摂取，産生過剰，排泄障害などが原因で血中尿酸値が高くなる（7.0 mg/dl 以上を高尿酸血症）と，関節に尿酸の結晶が蓄積し激しい痛みを生じる．99％の患者が男性で，行動的，大食い，酒飲みで社会的に活躍している人が多い．痛風発作は，尿酸塩に対して体の防御機構である白血球が反応し攻撃することにより生じる．

5　DNA

　ほとんどの生命現象が酵素をはじめとするタンパク質によって発現されることから、タンパク質合成の情報を担うDNAに、ほとんどの生命現象の情報が書き込まれているといえる。以下に、DNA、核酸、遺伝子、染色体などの関係を簡潔に記す．

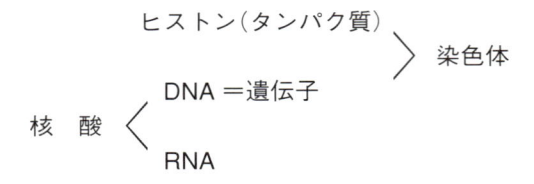

```
                    ヒストン(タンパク質)
                              ＼
                                染色体
             DNA＝遺伝子       ／
  核　酸 ＜
             RNA
```

　ヒトのDNAには約2万2千個の遺伝子が存在するが、これはDNAの一部（全体の数％）に過ぎず、残りの90％以上の役割はわかっていない．機能的に関連の深い遺伝子群は、多くの場合、DNA上にまとまって存在し、1つの機能単位（オペロン）を構成している．DNAにはどのようにして遺伝情報が書き込まれているかというと、ポリヌクレオチド鎖上の3つずつの塩基の並び方が暗号文字（コドン）となっている．暗号文字といっても、実際には各アミノ酸を指定する暗号で、情報はタンパク質の言葉に翻訳されて発現される．

　DNAは2本のポリヌクレオチド鎖が互いに絡み合った二重らせん構造を形成しているが、2本のポリヌクレオチド鎖を相互に結びつけているのは、ある特定の塩基どうしが引きつけ合う力（水素結合）で、アデニン（A）はチミン（T）と、シトシン（C）はグアニン（G）と引きつけ合う．このように必ずペアとなる塩基が決まっている（相補的塩基対）ので、2本の鎖の塩基の並び方はお互いに鋳型の関係となっている．これは、DNAの複製や修復、遺伝情報の伝達などが誤りなく行われるうえで重要な意義をもっている．

フットノート

〈遺伝子操作〉

　ある特定のタンパク質の遺伝情報（設計図）を担う遺伝子をDNAの中から選別することを、遺伝子クローニングという．

　クローニングされた遺伝子を宿主生物に組み込んで情報を発現させ、動植物に本来ない新しい有用な性質を付与したり、医療的には遺伝的疾患をもつ患者への治療に利用したりすることを遺伝子操作という．また、産業的に、大腸菌や酵母などの微生物にインスリン、インターフェロン、成長ホルモン、B型肝炎ワクチンなどの有用タンパク質を大量に生産させることにも遺伝子操作が利用される．

　クローニングした遺伝子を宿主生物に発現させる方法に、組み替えDNA法がある．これは、制限酵素（DNA上の特定の塩基配列を認識し、その部位でDNAを切断する酵素で、いくつかの種類が知られている）を用いて宿主生物のDNAにクローニングした遺伝子を導入する技術である．

6　DNAの複製

　DNAはレプリコンという複製単位（"DNA"の辞書）が連結してできており、DNA複製時にはレプリコンごとに複製が行われる．

　各レプリコンの複製開始点から二本鎖はほどけていき、これらの各鎖を鋳型としてDNAポリメラーゼ（D型コピー機）により5'末端から3'末端へと〔ポリヌクレオチド鎖の両端を5'末端（リン酸側）および3'末端（糖側）という〕、鋳型がもつ塩基配列と相補的な塩基配列（凹型と凸型の文章の関係）の新しい鎖が合成されていく．DNA鎖の合成は、開始点が5'末端の場合にはスムーズに進行し先行鎖ができるが、3'末端を開始点とする場合には不連続的に合成された鎖（岡崎フラグメント）が接続していくため、遅行鎖となる．

　複製された2つのDNAはいずれも、オリジナルの鎖と新しく合成された鎖の組み合わせでできていることから、このような複製を半保存的複製という．

7　先天性代謝異常

先天性代謝異常は，その原因となる遺伝異常により以下の3つに大別される．

1. **染色体異常（染色体の過剰または欠損）**
 - ダウン症候群：21番染色体が3本，蒙古人様顔貌，心奇形，知的障害
 - ターナー症候群（女性のみ）：X染色体が1本しかない，低身長，無月経など

2. **単一遺伝子異常**

 ほとんどが常染色体劣性遺伝，またはX染色体劣性遺伝である．
 - 常染色体劣性遺伝：両親が保因者で異常な遺伝子を半分ずつもち，その子がたまたま発症するという場合である．
 - X染色体劣性遺伝：通常男児のみ発症する．女性は保因者となり，男児をもうけたときに1/2の確率で発症する．男はX染色体が1本しかないので，その1本が異常なら発症するが，女性はX染色体が2本あるので正常な1本が働き発症しない．

3. **多遺伝子異常（複数の遺伝子異常と環境因子の複合要因）**
 - 2型糖尿病：日本人の糖尿病の90％を占め，遺伝素因のほかに，エネルギーの過剰摂取や栄養の偏った食生活，運動不足，ストレスなどの環境要因が大きくかかわっており，中高年以降で発症することが多い．最近では，肥満児の増加とともに10代から発症するケースも増えている．
 - 本態性高血圧症：高血圧とは心臓から送り出された血液の血管内で示す圧力が一定以上に高い状態をいい，収縮期血圧（心臓が収縮して血液を送り出しているときの血圧）が140 mmHg以上か，拡張期血圧（心臓が拡張して血液が戻って来るときの血圧）が90 mmHg以上のいずれかであれば高血圧と診断される．

 本態性高血圧は，高血圧全体の90％以上を占め，血圧上昇の原因が特定できず，遺伝因子と環境因子が複雑にからみ合って発症すると考えられている．遺伝的な素因をもつ人でも，塩分の制限，節酒，肥満の改善，適度の運動など環境条件を改善すれば，高血圧の発症を防ぐことができる．

フットノート

〈癌も遺伝する？〉

細胞の増殖を制御しているタンパク質（増殖因子）の設計図に異常が起こり，増殖の信号を出し続けるようになると，細胞は無制限に増殖を続ける（癌化）．

癌も遺伝病も遺伝子の異常により起こる疾患であるが，癌は体細胞の中で起こる遺伝子異常で一代限りであり，その点が生殖細胞にも遺伝子異常が含まれ，これが子孫に伝わる遺伝病と根本的に異なる．

〈DNA診断〉

各個体がもつDNAの遺伝情報を調べることにより，特定の疾病に罹患する可能性を早期に診断することができる．遺伝情報（塩基配列）の異常をすべてチェックするのは大変なので，いく種類かの制限酵素を用いてDNAを大雑把に切断し，その切断片のパターンを調べることで，おおまかに塩基配列の異常をチェックすることができる．

いくつかの遺伝性疾患では，すでに特定の塩基配列で異常箇所がわかっているので，その部位の正常な塩基配列を認識し切断する制限酵素を用いて検体DNAを処理する．塩基配列に異常がある場合には，その切断片の大きさが正常の場合と異なってくるので，その遺伝性疾患であることが判明する．その際，実際のDNAは極めて小さいので，その切断片を眼に見える程度の大きさに増幅する必要がある．これは，試験管の中で人工的に大量にDNAを増幅させることができるPCR法の開発によって技術的に可能となった．

8 転写

DNA中の遺伝子の特定の情報（塩基配列）を写しとってm-RNA（"タンパク質"の設計図）をつくる過程をいう．

RNAポリメラーゼがDNAのプロモーターと呼ばれる特異的な塩基配列をもつ領域に結合することによって転写は開始する〔コピーをスタートさせるのに必要なカード（プロモーター）をR型コピー機（RNAポリメラーゼ）に差し込む〕．RNAポリメラーゼは，ヌクレオチド三リン酸（ATP, GTP, UTP, CTP）を材料として，5'末端→3'末端の方向にヌクレオチドを1つずつつなげていく反応を触媒する酵素である．

プロモーター領域のさらに上流域には，エンハンサーと呼ばれる転写の調節に関与する特有の塩基配列（調節エレメント）があり，この塩基配列部分に転写因子と呼ばれるタンパク質が結合することによってRNAポリメラーゼの働きに影響を与える．ステロイドホルモンもこの調節エレメントに結合して転写を促進する（脂質の村のステロールの山からやって来た"ホルモン"看護師は，コピー速度を速めるカードを入れるのがとても上手である，参照p.88, 2ホルモンの作用機構）．

我々の体を構成する1つひとつの細胞に，個体の遺伝情報がすべて記載されたDNA大辞典が丸ごと1つずつ納まっている．したがって，たった1つの細胞からでも丸ごとの人間をクローン技術により作り出すことが可能となる．しかし，実際の我々の体を構成する細胞は，肝臓を構成する細胞，毛髪となっている細胞，赤血球，筋肉や脂肪細胞というように分化し，個全体の生命を支えるための機能を分担している．このような分化という現象は，その細胞において一部の遺伝情報だけが特異的に発現されている状態であり，これは主に転写の調節によって行われている．

9 成熟RNA

遺伝子には遺伝情報として意味のある部分（エキソン）と情報として意味のない部分（イントロン）が交互に存在する．したがって，通常，"DNA"の辞書からコピーされたままの転写一次産物は，様々な加工を受けて機能をもつ成熟RNAとなる．

メッセンジャーRNA（m-RNA）の場合は，スプライシングと呼ばれるイントロンの除去，5'末端でのキャップ構造，3'末端へのポリA鎖の付加〔AMP（参照p.14, 2ATP）が200個ほどつながったヌクレオチド鎖〕を経て，成熟RNA（"タンパク質"の設計図の完成版）となる．キャップ構造とポリA鎖は，m-RNAとリボソームとの結合に重要な役割を果たすとともに，m-RNAを分解されにくくして安定化するのに役立っている．

転写により合成されるRNAには，m-RNA以外にも，タンパク質合成の材料となるアミノ酸を運搬するトランスファーRNA（t-RNA）やタンパク質合成にかかわるリボソームRNA（r-RNA）があり，合成の割合はm-RNAが2〜5％，t-RNAが15％，r-RNAが80％程度である．

10 翻訳

m-RNAの遺伝情報に従って，m-RNAの遺伝暗号（コドン）と相補的な塩基配列（アンチコドン）をもつt-RNAによって運ばれてきたアミノ酸が，リボソーム上で次々とペプチド結合により連結してポリペプチド鎖（タンパク質）が合成されていく過程をいう．

それぞれのアミノ酸を専門に運ぶt-RNAは1つ，あるいは複数あり，全部で約60種類のt-RNAが存在する．t-RNAは75〜90ヌクレオチドからなり，いずれもクローバーの葉状の構造をしている（クローバーの顔をしたt-RNA）．

翻訳作業はm-RNAの開始コドン（メチオニンに対するコドンでもある）から始まり，終止コドンで終了する．

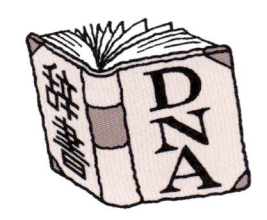

ま と め

1. DNA（遺伝子の本体）とRNAのことを核酸といい，どちらもヌクレオチド（核酸の構成単位で塩基，糖，リン酸からなる）がたくさんつながったポリヌクレオチド鎖構造をしている（RNAは1本の鎖，DNAは2本の鎖でできている）．塩基にはプリン型とピリミジン型があり，前者にはアデニン（A）とグアニン（G）の2種類が，後者にはシトシン（C），ウラシル（U），チミン（T）の3種類がある．ウラシル（U）はRNAだけに，チミン（T）はDNAだけにあり，その他の3種類の塩基は両者に共通する．核酸を構成する糖は五炭糖で，リボースとデオキシリボースの2種類があり，リボースはRNAの，デオキシリボースはDNAの構成糖である．

2. いらなくなったプリン塩基は尿酸に変えられて尿中に排泄される．**尿酸便所**が故障すると，血液中に尿酸が増え，痛風となる．

3. DNAは，2本のポリヌクレオチド鎖が互いに絡み合ってらせん状になった構造をしており，ポリヌクレオチド鎖の塩基配列中に3つずつの塩基の並び方を暗号文字（コドン）として遺伝情報が書き込まれている．暗号文字といっても実際には各アミノ酸を指定する暗号であり，情報はタンパク質の言葉に翻訳されて発現される．2本のポリヌクレオチド鎖を結びつけているのは，ある特定の塩基どうしが引きつけ合う力（水素結合）で，アデニン（A）はチミン（T）と，シトシン（C）はグアニン（G）とだけ引き付け合う．このように必ずペアとなる塩基が決まっている（相補的塩基対）ので，2本の鎖の塩基の並び方はお互いに鋳型の関係となっている．これは，DNAの複製や修復，遺伝情報の伝達などが誤りなく行われるうえで重要な意義をもっている．

4. 細胞分裂・増殖時には，DNAの複製が行われる．複製はレプリコンという複製単位ごとに二本鎖がほどけていき，これらの各鎖を鋳型としてDNAポリメラーゼにより5'末端から3'末端方向へと，鋳型がもつ塩基配列と相補的な塩基配列の新しい鎖が合成されていく．複製された2つのDNAは，いずれもオリジナルの鎖と新しく合成された鎖の組み合わせでできていることから，このような複製を半保存的複製という．

5. DNAが発癌物質や紫外線，X線などに曝されたり，複製時にミスが起きて遺伝情報に誤りが生じると，異常な酵素タンパク質が合成され代謝障害を招く場合がある（先天性代謝異常）．このようなことを未然に防ぐために，DNAはふだんから点検され誤りが見つかるとすぐに修復される機構を備えているが，それでもたまに，間違った情報がそのまま子孫に伝えられてしまう場合がある（突然変異）．これが，その生物の生存にとって有利に働く場合には進化となるが，不利に働く場合には種の絶滅を招いたり，個体レベルでは遺伝性疾患となって現れる．

6. DNA中の遺伝子の特定の情報（塩基配列）を写しとってm-RNA（**"タンパク質"の設計図**）をつくる過程を転写という．遺伝子には遺伝情報として意味のある部分（エキソン）と情報として意味のない部分（イントロン）が交互に存在するので，転写一次産物は様々な加工を受けて機能をもつ成熟RNAとなる．

7. m-RNAの遺伝情報に従って，m-RNAの遺伝暗号（コドン）と相補的な塩基配列（アンチコドン）をもつt-RNAによって運ばれてきたアミノ酸が，r-RNAが組み込まれたリボソーム上で，次々とペプチド結合により連結してポリペプチド鎖（タンパク質）が合成されていく過程を翻訳という．

7. 勇者の故郷"ポルフィリン兵舎"

　ここは，血液の大海を泳いで，すべての細胞の国に"O_2"マスクを届ける勇者"赤血球"一等兵の生まれ故郷である．円盤型をした"赤血球"一等兵の体の中には，ヘモグロビン【解1】がいっぱい詰まっている．ヘモグロビンというのは，ヘム〔風車の形をしたポルフィリンの中心部分に1個の鉄（二価）が埋め込まれたもの〕がグロビンというタンパク質にくっついてできたもので，"赤血球"一等兵はヘムの鉄（二価）に"O_2"マスクを上手にくっつけて落とさないように，血液の海を泳いで運んでいる．

　動脈血の鮮紅色は，"O_2"マスクを運搬しているときの"赤血球"一等兵の生き生きとした姿（オキシヘモグロビン）で，静脈血の暗赤色は，"O_2"マスクを配り終わった"赤血球"一等兵の疲れて戻ってくるときの姿（デオキシヘモグロビン）である．

絵62　動脈血と静脈血の赤血球

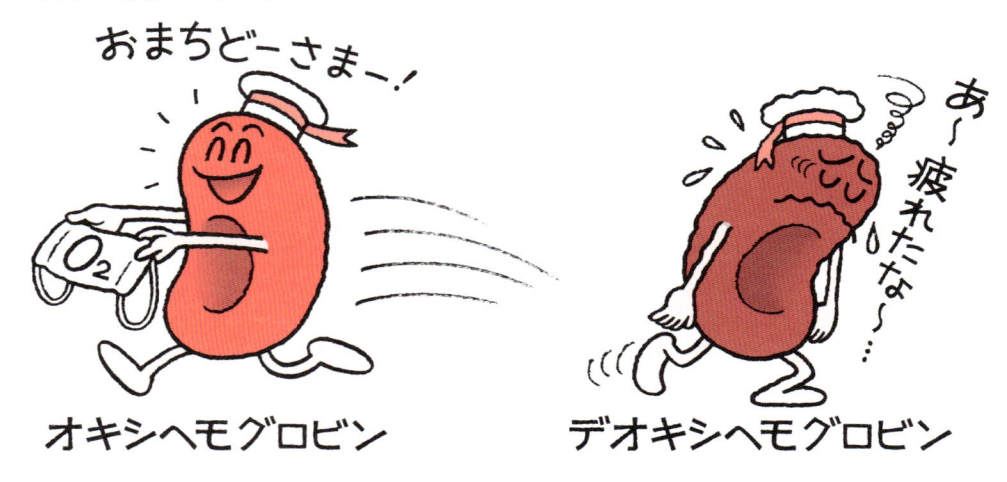

　"赤血球"一等兵の寿命は約120日で，老化して役に立たなくなると，主に脾臓でバラバラに処分されてしまう．このとき，赤血球の中身のヘモグロビンも分解され，鉄を失ったヘム部分はビリルビン（胆汁色素）【解2】となる．いったん，肝臓に運ばれたビリルビンは，"グルクロン酸"刑事により抱合され，胆汁成分となって廃物利用される．何度か腸肝循環により再利用された後，うんちの黄褐色成分（ステルコビリン）となり，その生涯を終える．

絵63　老化赤血球

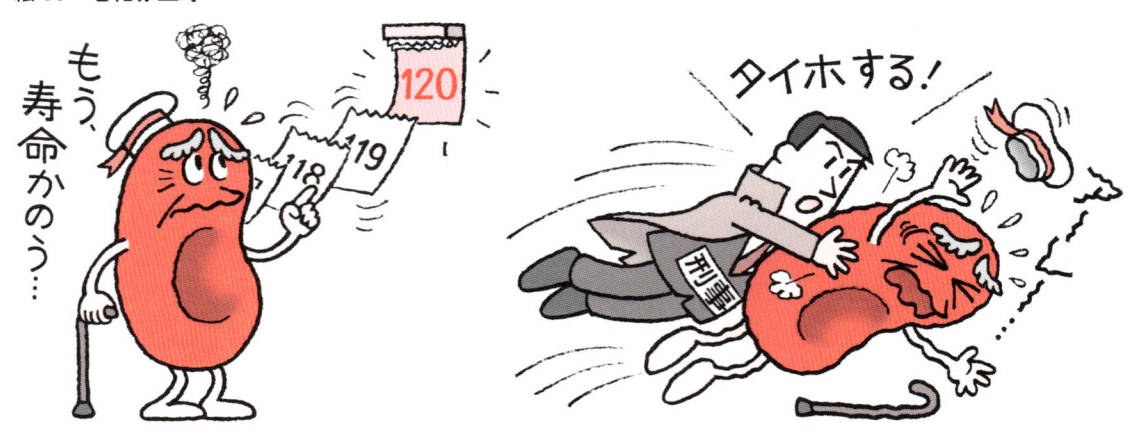

解　説

1　ヘモグロビン

　4つのピロール環をもつ風車の形をしたポルフィリンは，クエン酸回路のメンバー（"TCA"観覧車の座席）の1つであるスクシニルCoAとアミノ酸の1つであるグリシンから作られる．

　ポルフィリンの中心部分に二価鉄（Fe^{2+}）をもつ化合物をヘムという．Fe^{2+}は強い酸化力をもっており，そのままの状態（遊離状態）ではみさかいなく生体物質を酸化してしまうため，ポルフィリンの風車の中に閉じ込められた形で存在している．

　ヘムを構成成分としてもつタンパク質（ヘムタンパク質）には，ヘモグロビン以外にも，ミオグロビン，カタラーゼ，シトクローム類などがある．これらはいずれもO_2の運搬や化学反応にかかわっている．

　ヘムの二価鉄が毒物や酸化剤と接触して三価鉄（メトヘモグロビン）になると，O_2との結合能を失う．また，二価鉄と特に親和性の高いシアン（CN）や一酸化炭素（CO）が存在すると，ヘモグロビンはO_2と結合できなくなり，中毒による呼吸麻痺を起こす（参照 p.12，絵11）．

　ヘモグロビンの構成タンパク質であるグロビンは，αとβの2種類のポリペプチド鎖が2本ずつ，計4本のペプチド鎖が組み合わさってできている．グロビンタンパク質の異常によって引き起こされる貧血の1つに，黒人に多い鎌状赤血球症がある．これは，グロビンタンパク質のアミノ酸配列に異常（β鎖の6番目のアミノ酸がグルタミン酸からバリンに置き換わっている）があるため，赤血球が変形し，溶血や貧血などを起こす遺伝性疾患である．

2　ビリルビン

　古くなった赤血球は，脾臓などにある細網内皮系で破壊され，中身のヘモグロビンも分解される．ヘムから遊離した鉄の大部分は新しいヘムの生合成に再利用されるが，鉄を失ったヘムの残りの部分は（間接）ビリルビンとなり，肝臓に運ばれてグルクロン酸抱合を受け（直接ビリルビン），胆汁成分として十二指腸に排泄される．腸内に排泄されたビリルビンの大部分は，腸内細菌により還元されウロビリノーゲンになる．一部は，ビリルビンとともに腸肝循環により肝臓に戻り，胆汁として再利用される．また，一部はステルコビリンとなり糞便中に排泄される．

フットノート

〈黄疸〉

　黄疸とは，血液中のビリルビンが高値（2～3 mg/dl 以上，基準値は0.2～1.2 mg/dl）となり，皮膚や粘膜に沈着する症状をいう．原因として，赤血球破壊の亢進（溶血性黄疸），肝臓でのビリルビンの処理能力の低下（肝細胞性黄疸），結石や癌による胆道閉塞（閉塞性黄疸）などがある．

---- ま と め ----

1. ポルフィリンの中心部分に二価鉄（Fe^{2+}）をもつ化合物をヘムといい，ヘムを構成成分としてもつタンパク質をヘムタンパク質という．ヘモグロビンやミオグロビンは，O_2 の運搬に関与するヘムタンパク質である．

2. 全身の細胞に"O_2"マスクを届ける"赤血球"一等兵の体の中には，ヘモグロビンが詰まっている．赤血球の寿命は約120日で，古くなると主に脾臓で処理される．このとき，赤血球の中身のヘモグロビンも分解され，鉄を失ったヘム部分はビリルビン（胆汁色素）となる．いったん，肝臓に運ばれたビリルビンは，グルクロン酸抱合され，胆汁成分となって廃物利用される．何度か腸肝循環により再利用された後，ステルコビリンとなり糞便中に排泄される．

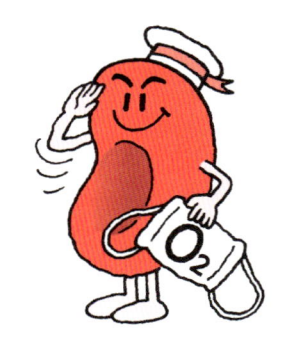

8. 癒やし系"健康管理室"

　生化学の不思議の世界の住人がいつも元気で暮らせるように，この健康管理室には"ホルモン"看護師が控えており，部屋の薬品棚にはいろいろな種類の栄養剤（ビタミンやミネラル）が並んでいる．

"ホルモン" 解1 看護師

　"ホルモン"看護師は，それぞれの生まれ故郷（内分泌器官）から遠く離れた担当区域（作用部位）に，血液の旅を経て派遣され，その区域で働いている主に"酵素"のお巡りさんの健康を管理し，元気にする仕事をしている．彼女らが，"酵素"のお巡りさんたちの健康を管理することで，生化学の不思議の世界の秩序が一定に維持されているのである（ホメオスタシス）．

　すべての"ホルモン"看護師は，この不思議の世界で生まれる（体内で合成される）が，その出身地は様々で，アミノ酸商店街（アミノ酸とその誘導体）や"タンパク質"デパート（ポリペプチドや糖タンパク質）で売られていた者や，脂質の村のステロールの山（ステロイドホルモン）からやって来た者もいる．

　"ホルモン"看護師たちの上下関係は厳しく，看護師長（視床下部）から主任（下垂体前葉）へ，主任から看護師（内分泌器官）へと指揮系統は確立している．

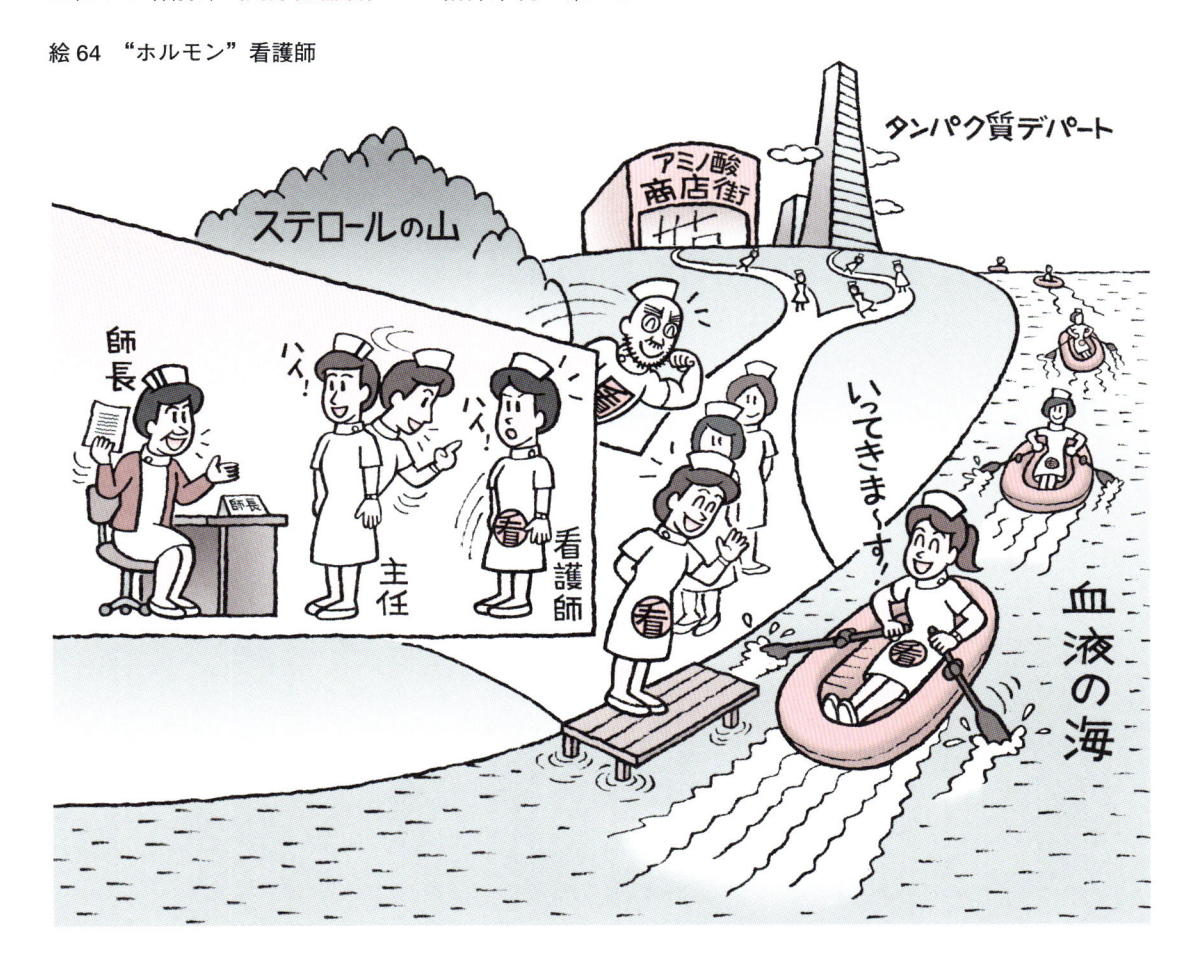

絵64 "ホルモン"看護師

それでは，彼女らの働きぶりを見てみよう解2．アミノ酸商店街や"タンパク質"デパート出身の"ホルモン"看護師たちの多くは，細胞の国の仕切り壁（細胞膜）に埋め込まれた目印のアンテナ（ホルモンレセプター：参照 p.63, 絵 50）を見つけると，そこから無線（セカンドメッセンジャー）を通して健康指導を行い，指導どおり実践した"酵素"のお巡りさんには，ご褒美として元気の素（リン酸化）が与えられ，より活発に働けるようになる（酵素の活性化）．

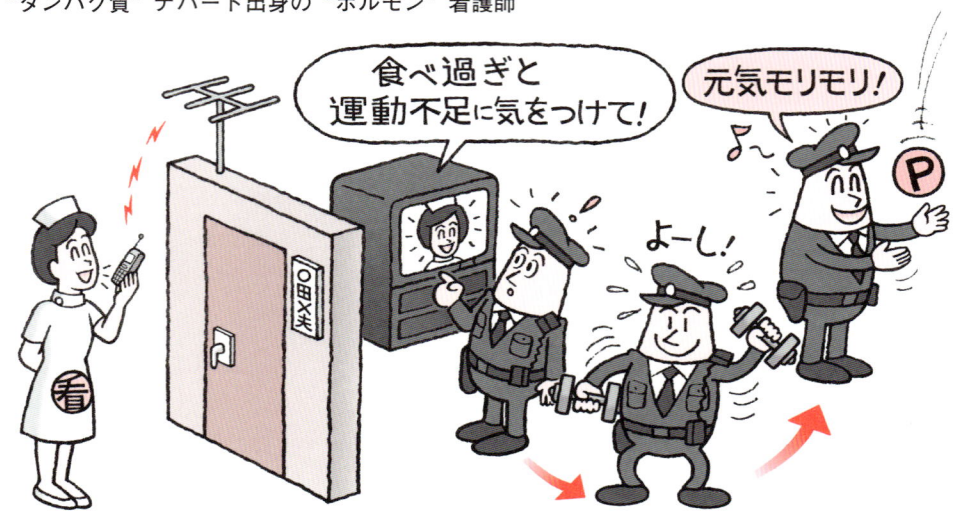

絵 65　"タンパク質"デパート出身の"ホルモン"看護師

　一方，ステロールの山からやって来た強固な体をもつ"ホルモン"看護師たち（ステロイドホルモン）は，細胞の国の仕切り壁を通り抜け，核酸図書館の近くにあるタンパク工房まで出向いていく．そこで，自分の担当区域で働く"酵素"のお巡りさんの数を増やすため，お巡りさんを作る"タンパク質"の設計図（m-RNA）をたくさんコピーしようとして，コピー速度を速めるカードをR型コピー機（RNAポリメラーゼ）に入れる（参照 p.72, 絵 59）．すると，何枚ものお巡りさんの設計図がタンパク工房に運ばれて来るので，タンパク工房では大急ぎでその"酵素"のお巡りさんをたくさん作るようになり（タンパク質合成の促進），その結果，その区域の化学反応が活発になる．

絵 66　ステロールの山出身の"ホルモン"看護師

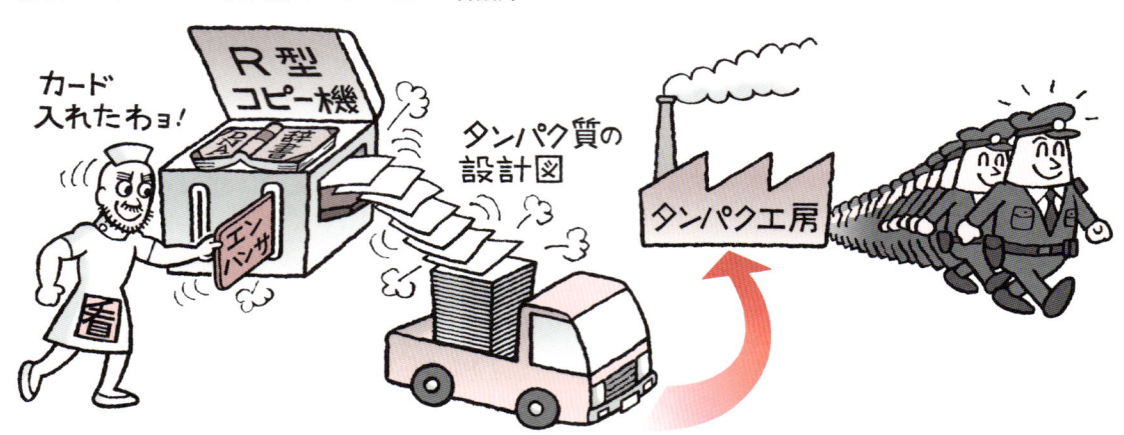

ビタミンでリフレッシュ

　栄養剤（ビタミン 解3）には，スッと水に溶けるドリンクタイプ（水溶性）のものと，べとべとしたシロップタイプ（脂溶性）のものがあり，いずれも生化学の不思議の世界が健全に維持されていくために必要なものである．例えば，ドリンクタイプの中でBというラベルが貼られたもの（ビタミンB群）は，"酵素"のお巡りさんたちが愛用している栄養剤で，拳銃やこん棒（補因子：参照p.51，絵43）を失くして仕事ができなくなってしまったときに，これを飲むと新しい拳銃やこん棒が支給され，仕事に復帰できるようになる．

　ほとんどの栄養剤は，外の世界（食事）から健康管理室に毎日ほんのわずかずつ配達されて来て，たいていはこれで十分に間に合っている．ただし，栄養剤の中には，不思議の世界で調達される特殊なものもある．例えば，シロップタイプのDラベルの栄養剤（ビタミンD）は，あのコレステロールが日光浴（紫外線照射）をしている間にべとべとになってできるものだし，同じくシロップタイプのKラベルの栄養剤（ビタミンK）は，不思議の世界で出る残飯をもらって暮らしている恐竜（腸内細菌）がお礼としてもって来てくれるものである．

絵67-1　ビタミンD

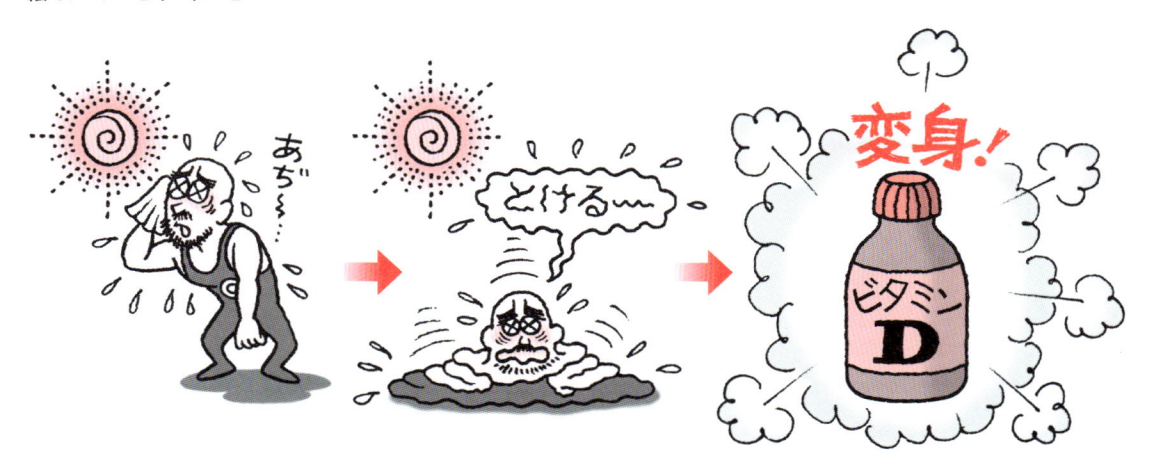

絵67-2　ビタミンK

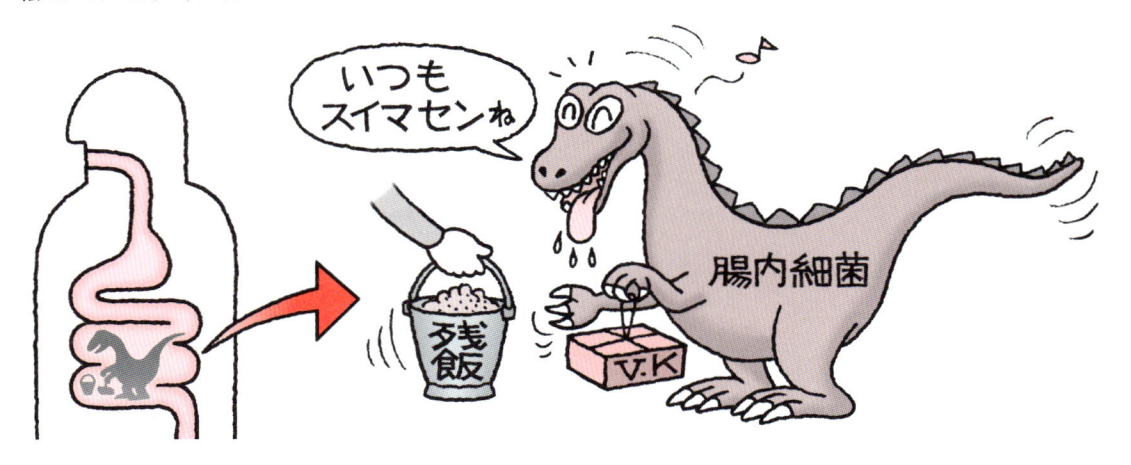

たまに，外の世界からの栄養剤の配達が1つか2つ忘れられてしまうことがある（偏った食事）．こんな事が続き，健康管理室の栄養剤の備蓄が底をついてしまうと，不思議の世界では思わぬ大混乱が発生する（ビタミン欠乏症^{解4}）．どの栄養剤が足りなくなったかで，混乱が起こる場所や内容が異なっている．例えば，ドリンクタイプのBラベルの#12（ビタミンB_{12}）という栄養剤が足りなくなると，ポルフィリン兵舎で"赤血球"一等兵に志願する者が少なくなる．その結果，エネルギーセンターの"TCA"観覧車に乗るために必要な"O_2"マスクが不足し，観覧車はゆっくりとしか回らなくなるので，不思議の世界全体がエネルギー不足の状態に陥る（悪性貧血）．

絵68-1　悪性貧血

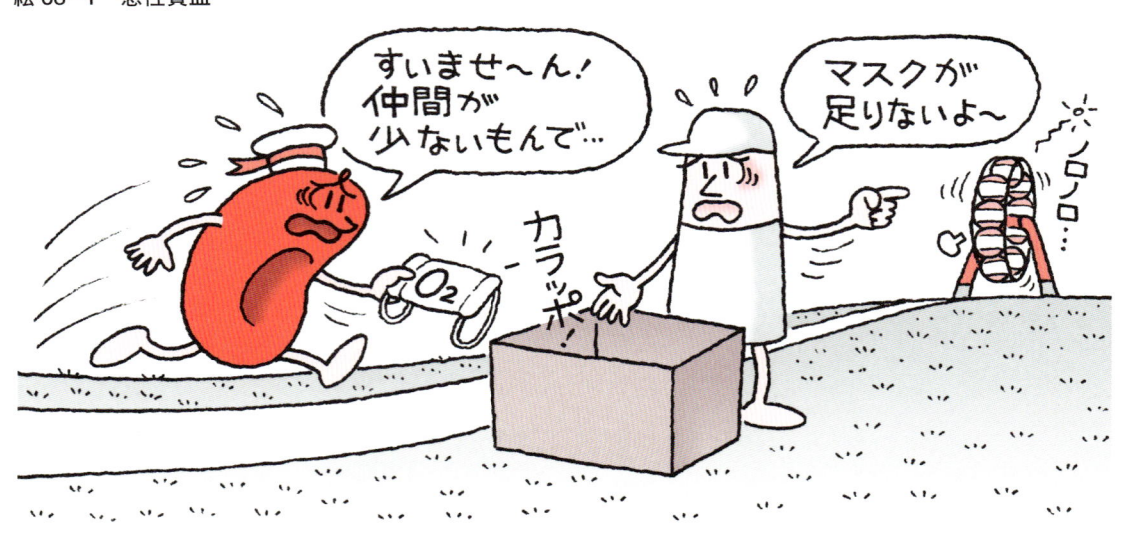

　ドリンクタイプのCラベルの栄養剤（ビタミンC）が足りなくなると，細胞や臓器の国の境界で紛争が起らないように警備している糖鎖たちの仲間のコラーゲン（父さん）（参照p.63，絵51）が引き上げてしまうため，流血騒ぎ（壊血病）が起ったりする．

絵68-2　壊血病

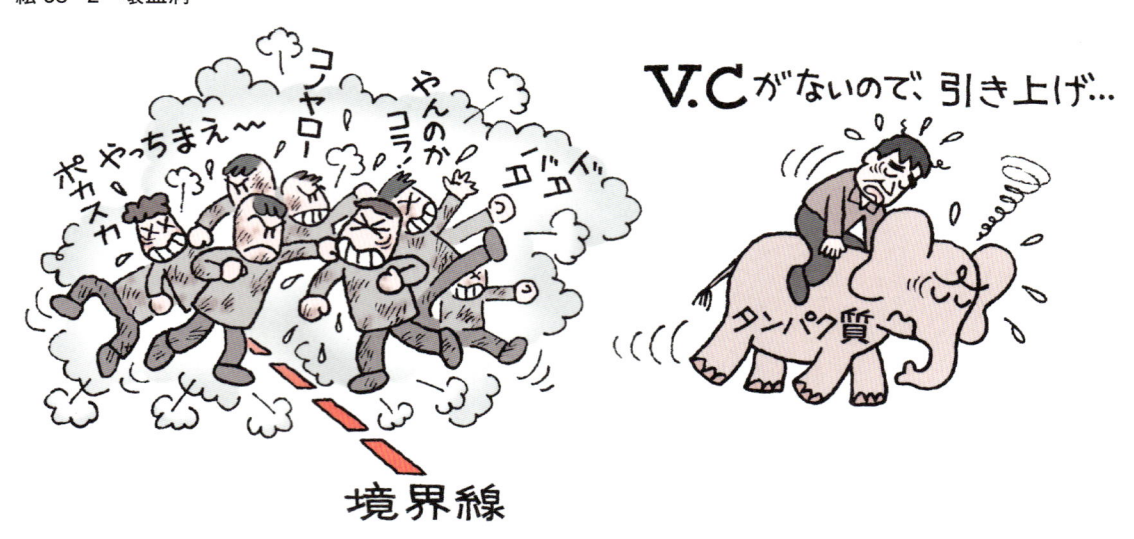

また，シロップタイプのAラベルの栄養剤（ビタミンA）が足りなくなると，日が沈んで暗くなっても電燈が灯きにくくなり（夜盲症），夜間の外出禁止令が出される．曇りや雨の日が続き十分に日光（紫外線）が射さなくなると，コレステロールが日光浴して作られるビタミンDが足りなくなり，不思議の世界を支えている柱や屋根が曲がってきたり，折れやすくなる（骨軟化症）．

絵68-3　夜盲症

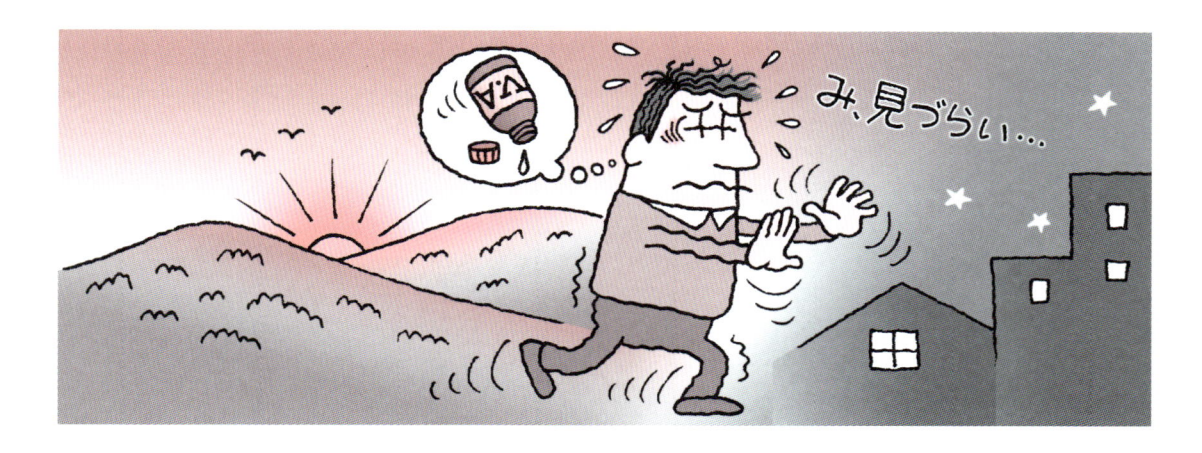

絵68-4　骨軟化症

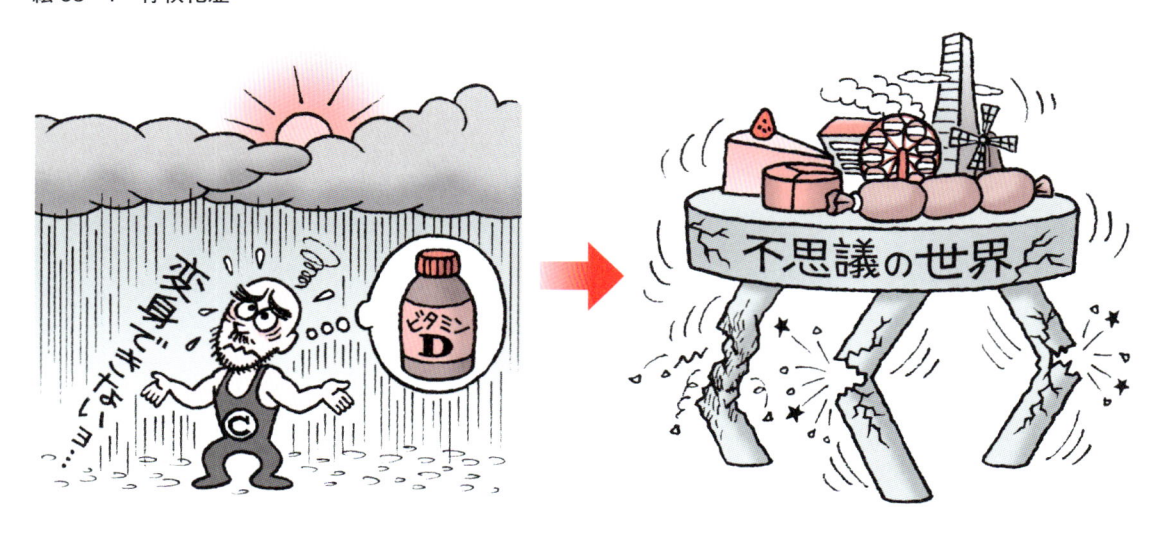

解 説

1 ホルモン

生体環境を一定に維持する（ホメオスタシス）ために機能する生理活性物質である．特定の器官（内分泌腺）または細胞で合成・分泌され，血中に入り，それぞれのホルモンに対するレセプター（受容体）をもった遠く離れた臓器や細胞に作用する．ホルモンは酵素の働きに影響を与える物質で，いわば，**生化学の不思議の世界で働く"酵素"のお巡りさんたちの健康を管理し，酵素の働きを元気にする看護師のような役割を担っている．**

ホルモンには，①アミノ酸がいくつかつながったポリペプチドや糖タンパク質でできているもの，②アミノ酸およびアミノ酸から誘導されてできているもの，③コレステロールから作られるもの（ステロイドホルモン）などがある．

ホルモンは，その血中濃度がほんの少し変化するだけで，体の働きに極めて大きな影響を与える．したがって，ホルモンの分泌異常（亢進あるいは低下）は，重篤な疾患を招く．

2 ホルモンの作用機構

ホルモンが作用する臓器の細胞膜や細胞内には，そのホルモンに特有のレセプターが存在し，そのホルモンと特異的に結合することによって細胞内に情報が伝達される．細胞外情報物質には，ホルモン以外にも，神経伝達物質，サイトカイン，エイコサノイド（参照 p.42，9 エイコサノイド）などがあるが，これらはすべてレセプターを介して細胞内に情報を伝達する．

ポリペプチド性のホルモンの多くは細胞表面に存在する特定のレセプターと結合し，Ca^{2+} や cAMP などの細胞内で情報を伝達する物質（セカンドメッセンジャー）を介して特定のタンパク質（主に酵素）をリン酸化し，その酵素の働きを活発にするように作用する（逆に，リン酸化により酵素が不活性化される場合もある）．一方，脂溶性のステロイドホルモンや甲状腺ホルモンは，細胞膜を通り抜け細胞質や核にある特定のレセプターに結合する．ホルモンとレセプターが結合した複合体は，DNA中のある特定の酵素タンパク質の転写速度を促進するエンハンサーと呼ばれる塩基配列に結合し，その酵素タンパク質の合成を盛んにする（参照 p.78，8 転写）．

このように，ホルモンは酵素自身の活性を変えたり，酵素タンパクの合成を促進することによって，生体の化学反応を調節する．

3 ビタミン

ビタミンは，体が正常に機能するために，ごく少量だけ必要な化学物質である．生体では十分に合成されないので，食物から摂取しなければならないものが多い．ビタミンには水溶性のものと脂溶性のもの（A，D，E，K）があり，ビタミンB群は酵素の補因子の成分となっているものが多い．B_2 とナイアシンはそれぞれ補酵素 FAD と NAD^+（参照 p.15，7 クエン酸回路）の，パントテン酸は CoA（参照 p.15，6 アセチル CoA）の構成成分である．

4 ビタミンの欠乏症

代表的なビタミンの欠乏症を以下に記す．

悪性貧血

ビタミン B_{12}（分子内にコバルト原子を含み赤色をしていることや造血と深く関係していることから，赤いビタミンと呼ばれる）が欠乏すると，骨髄での造血機能が停止して巨赤芽球性貧血となる．B_{12} 欠乏を引き起こす主要な原因は吸収障害である．ビタミン B_{12} の腸管での吸収には，胃から分泌される内因子が必要で，胃の切除などで内因子の分泌障害があると，ビタミン B_{12} 欠乏が起こる．

壊血病

結合組織の主成分であるコラーゲン（参照 p.65，5 糖タンパク質）の合成にビタミンCは関与しており，コラーゲンの欠乏は組織間での物理的な摩擦の緩衝効果を低め，出血傷害を招く．

ビタミンCには強い抗酸化作用（電子供与体として働く）があり，この性質はフリーラジカル（参照 p.40，2 脂質のラジカル酸化）による生体酸化の防御や，ストレスに抵抗して分泌される副腎皮質ホルモンの生成および副腎髄質ホルモンの利用，さらに栄養素としての二価鉄（Fe^{2+}）の腸管での吸収促進などに重要である．

夜盲症

網膜の杆細胞にある光を感知するロドプシンは，オプシンというタンパク質にビタミンA（正確には，ビタミンAの一種であるレチナールの異性体）が結合してできたもので，ビタミンAの欠乏は，暗順応が悪くなる夜盲症や角膜乾燥症を引き起こす．ビタミンAは，緑黄色野菜に多く含まれるプロビタミンのβ-カロチンとして摂取されることが多い．

骨軟化症

成人で起こるビタミンD欠乏症で，骨の主要成分であるカルシウムが骨から流出することにより，骨が脆くなる．骨粗鬆症が骨の体積が量的に減少する疾患であるのに対して，骨軟化症は骨の成分が異常になる疾患である．成長期の小児で起こるビタミンD欠乏は，くる病とよばれ，背中が湾曲する．

ビタミンDは，カルシウムとリンの小腸での吸収，骨から血液への移動，腎での再吸収などを促進する．その働きは，ステロイドホルモンと同様に，カルシウム代謝に関係するタンパク質の遺伝子の発現を促進し，タンパク質合成を活発にすることによる．ビタミンD（D_2，D_3）は，前駆体として植物性食品（キノコ類など）から摂取されたもの（エルゴステロール）や，動物性食品およびコレステロールから体内で合成されたもの（7-デヒドロコレステロール）が，皮膚下で紫外線に当たることによって作られる．さらに，ビタミンDは，肝臓と腎臓で修飾を受け，はじめて生理作用をもつ活性型に変わる．

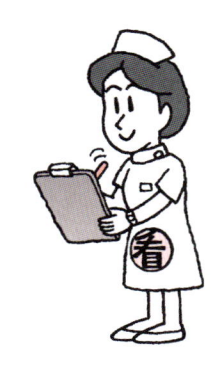

ま と め

1. ホルモンは，生体環境を一定に維持する（ホメオスタシス）ために，主に酵素の働きに影響を与える生理活性物質で，内分泌腺または細胞で合成・分泌され，血中に入ってそれぞれのホルモンに対するレセプターをもった遠く離れた臓器や細胞に作用する．
2. ホルモンには，アミノ酸の誘導体，ポリペプチド，糖タンパク質からできているものや，コレステロールから合成されるステロイドホルモンなどがある．ポリペプチド性のホルモンの多くは，細胞表面にあるそのホルモンに特有のレセプターに結合し，セカンドメッセンジャーを介して特定の酵素をリン酸化することにより，その酵素の活性に影響を与える．一方，ステロイドホルモンなどは，細胞膜を通り抜け細胞質や核にある特定のレセプターと結合して複合体を形成し，この複合体が酵素タンパク質の転写速度を促進するエンハンサーに結合して，その酵素の合成を活発にする．このように，ホルモンは酵素自身の活性を変えたり，酵素タンパク質の合成を促進することによって，生体の化学反応を調節している．
3. ビタミンは，体が正常に機能するためにごく少量だけ必要な化学物質で，食物から摂取しなければならないものが多い．ただし，ビタミンDやKのように体内で合成されたり，腸内細菌が合成したものを利用する場合もある．
4. ビタミンB群は，酵素の補因子の構成成分となっているものが多い．
5. ビタミン欠乏症には，B_{12}欠乏は悪性貧血，Cは壊血病，Aは夜盲症，Dは骨軟化症などがある．

おわりに

　これで，生化学のふしぎの世界をめぐる旅は終了となる．

　この旅を通してあなたは何を感じたであろう．こんなことが本当に私たちの体の中で起こっているのだろうか，と疑問を感じながら旅を続けてきた人も多いのではないだろうか．

　学問とは真理の探究である．物事の真実の姿を明らかにしていくこと，これが学問の本来の目的の1つであろう．しかし，実際に起こる現象をいくら熱心に観察し，詳細に記述したとしても，それだけでは真実の姿を明らかにしたことにはならない．つまり，その現象が起こる意味・意義を正しく理解できたときに，初めてその現象の奥にある真実の姿が浮かび上がってくるのである．

　従来の生化学の本は，細大漏らさず正確に現象を記述することにかなりの労力を費やしてきた．これは，生化学という分野が今だ発展途上であり，どのような事象が本質的に重要であるかが現時点では断定できないという事情も影響しているのであろう．しかし，大切なことは，それらの記述を個別の知識として断片的に学ぶのではなく，意味・意義という観点から有機的につなげていく努力をしていくことである．そのような作業を通して，現象の奥にある真実の姿が見えてくることが多い．

　本書は，そのような作業の中で著者なりにつかみ取ったものを，イメージとしてわかりやすく伝えようと努力した産物である．また，生化学の初心者向けに，なるべく楽しく学べるように工夫も加えた．賢明な読者諸氏は，この物語を通してその本質を汲み取ってくれるものと期待している．

　Mr.グルコースやアセチルCoAが私の，そしてあなたの生命を支えるために，今日も体の中を走り回っている．その姿を想像しながら，彼らの努力に恥じない今日1日をともに過ごしていければと願いつつ，旅を終える．

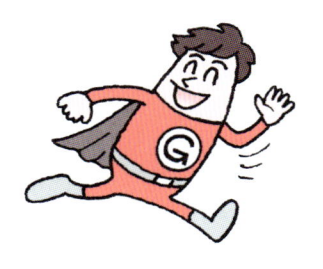

文 献

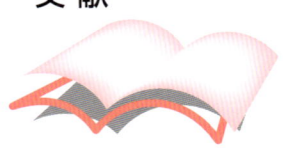

1) Goldberg, S.: CLINICAL BIOCHEMISTRY made ridiculously simple. MedMaster, 1993／Goldberg, S.著, 神奈木玲児訳：臨床に役立つ生化学. 総合医学社, 1997.
2) 竹田　稔, 太田英彦：人体の構造と機能［2］生化学. 医学書院, 2000.
3) 奥田拓道・他編：病気を理解するための生理学・生化学. 金芳堂, 1985.
4) 香川靖雄, 野澤義則：図説 医化学. 改訂4版, 南山堂, 2001.
5) 坪井昭三・他編：現代の生化学. 改訂第2版, 金原出版, 1987.
6) 石橋貞彦, 遠藤浩良編：生化学. 改訂第2版, 丸善, 1987.
7) Greenstein, B., Greenstein, A.著, 麻生芳郎訳：一目でわかる生化学. メディカル・サイエンス・インターナショナル, 1996.
8) 石倉久之・他著：図説生化学. 丸善, 1984.
9) Darnell, J.・他著, 野田春彦・他訳：分子細胞生物学. 第2版, 東京化学同人, 1993.

ふろく

不思議の世界の化学情報
化学構造式一覧…94

●

Let's Try!
問　　　題…113
解答・解説…117

不思議の世界の化学情報 ― 化学構造式一覧 ―

1. エネルギーセンター

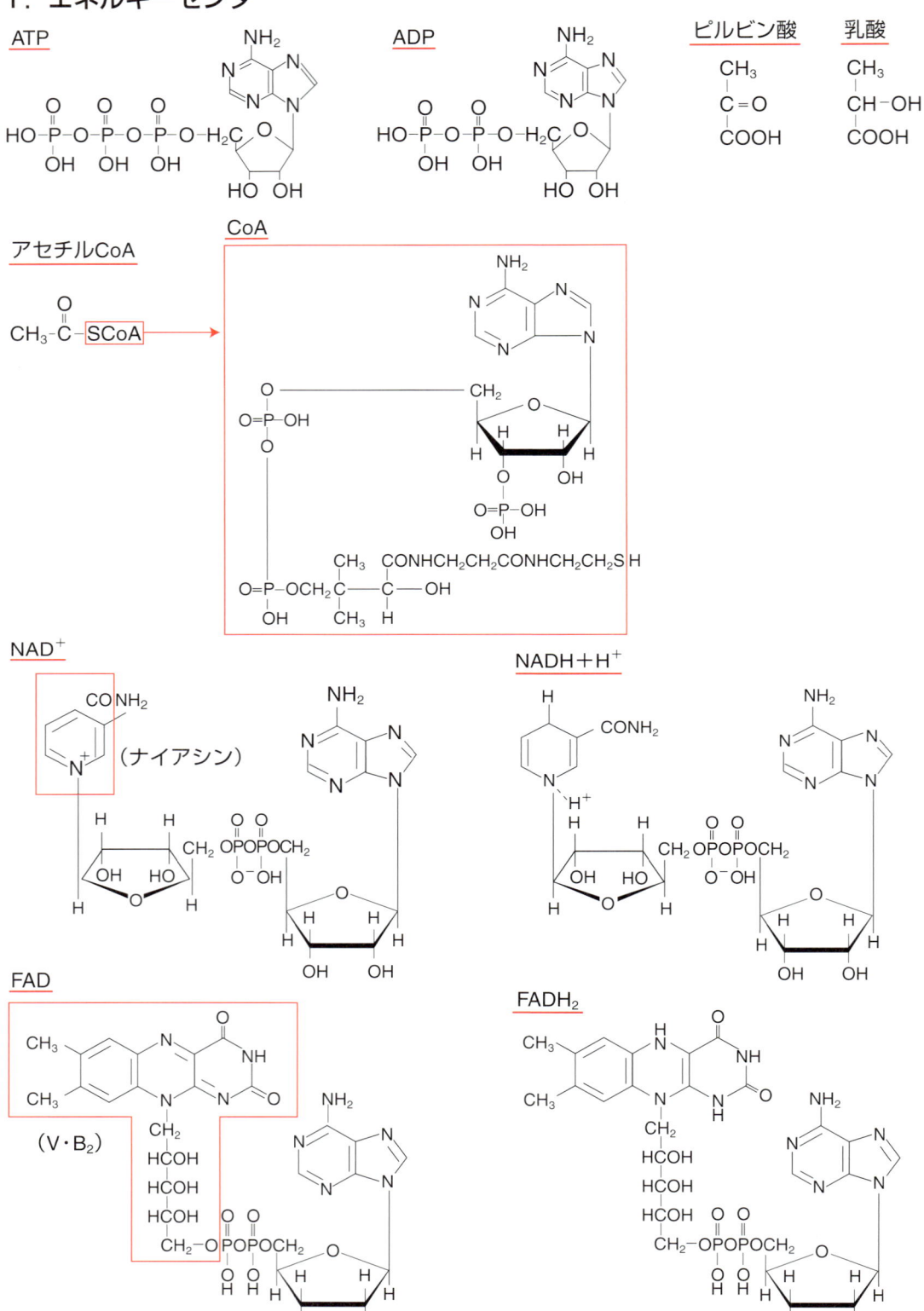

ATP

ADP

ピルビン酸

乳酸

アセチルCoA

CoA

NAD$^+$ （ナイアシン）

NADH＋H$^+$

FAD （V・B$_2$）

FADH$_2$

クエン酸回路（TCA回路）

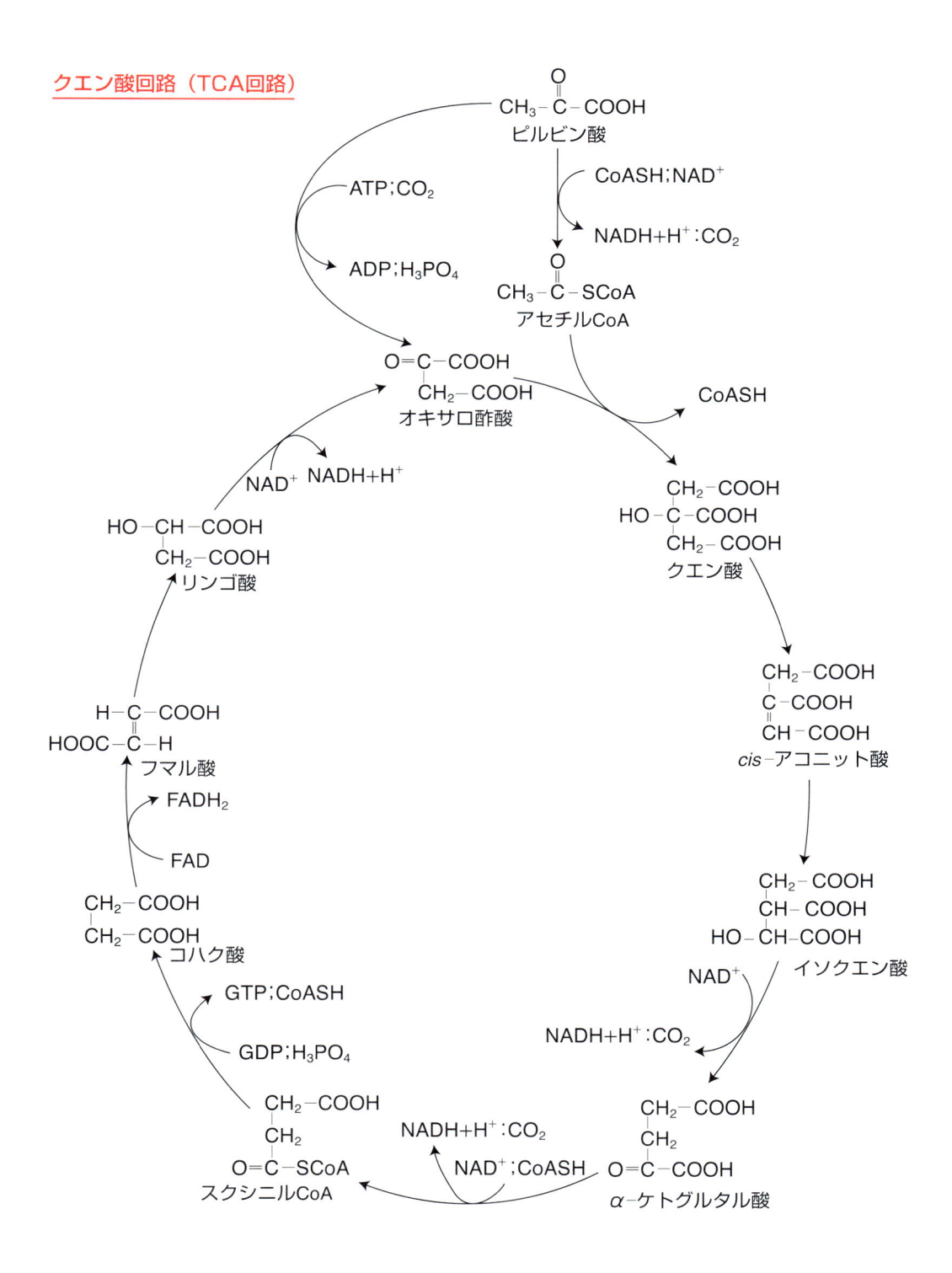

2. 糖の村

D-グルコース / **D-フルクトース** / **D-ガラクトース**

まっすぐにのばした構造式

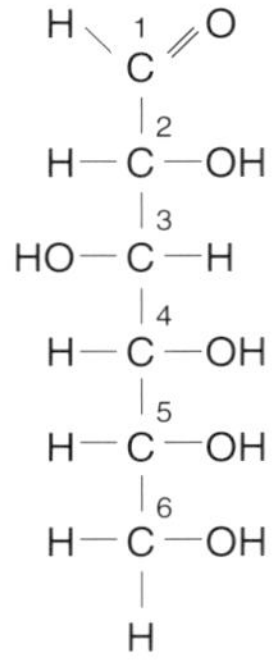

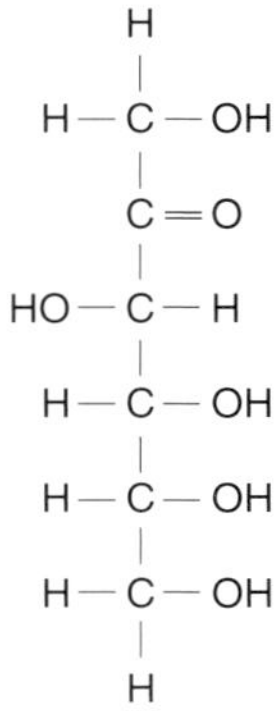

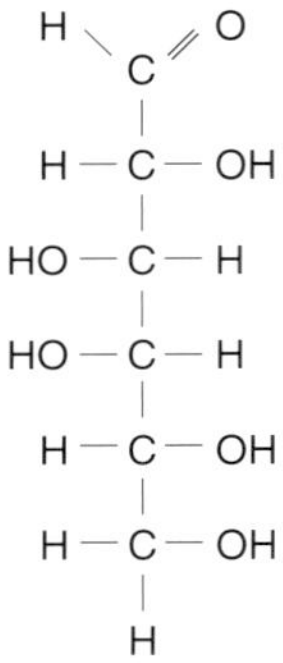

実際の姿に近い構造式

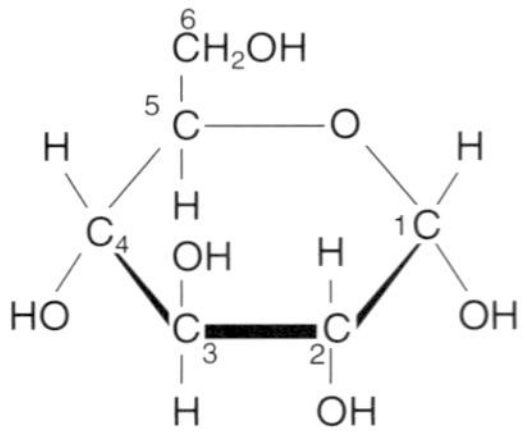

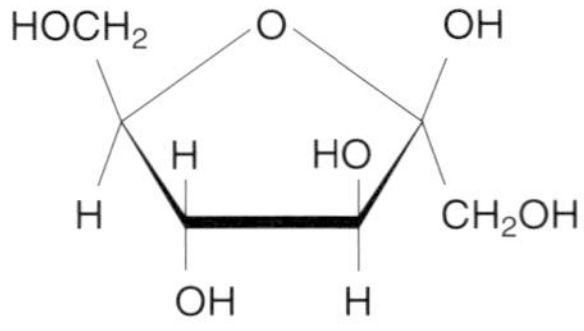

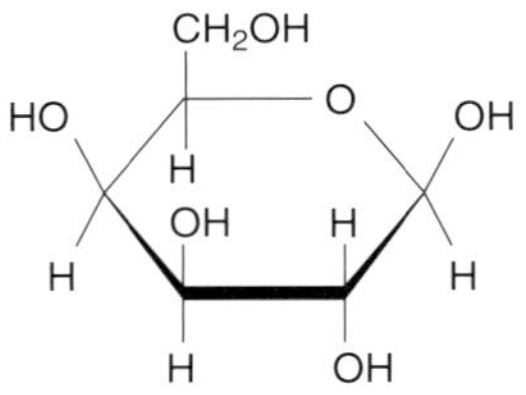

スクロース（ショ糖）

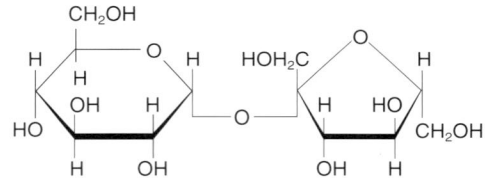

ラクトース（乳糖）

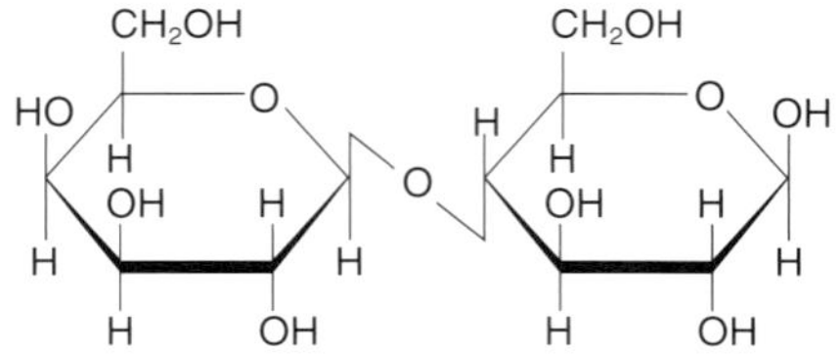

マルトース（麦芽糖）

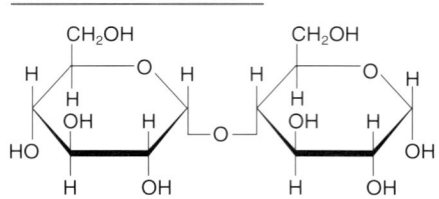

でんぷんおよびグリコーゲン

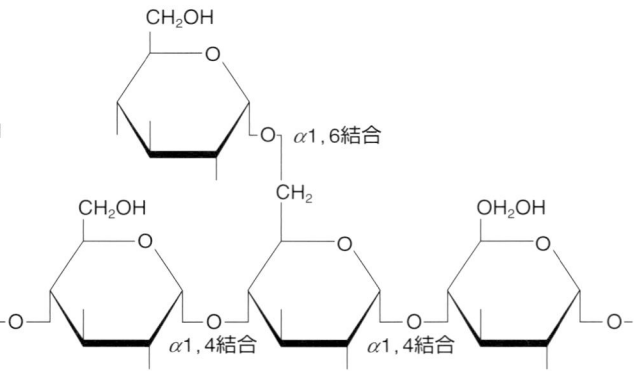

$\alpha1,6$結合
$\alpha1,4$結合
$\alpha1,4$結合

でんぷんはグルコースが$\alpha1,4$結合のみで直鎖状にたくさんつながったアミロースと$\alpha1,6$結合の枝分れ構造を含むアミノペクチンからなる．グリコーゲンもアミロペクチンと類似の構造．

セルロース

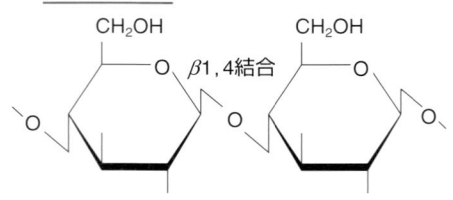

$\beta1,4$結合

セルロースは，グルコースが$\beta1,4$結合により，たくさんつながった構造．

グリセロール

CH₂—OH
|
CH—OH
|
CH₂—OH

D-グルクロン酸

(ピラノース環構造: COOH, OH, HO, H 置換基付き)

NADP⁺

(ニコチンアミドアデニンジヌクレオチドリン酸の構造式)

NADPH＋H⁺

(還元型ニコチンアミドアデニンジヌクレオチドリン酸の構造式)

解糖と糖新生*

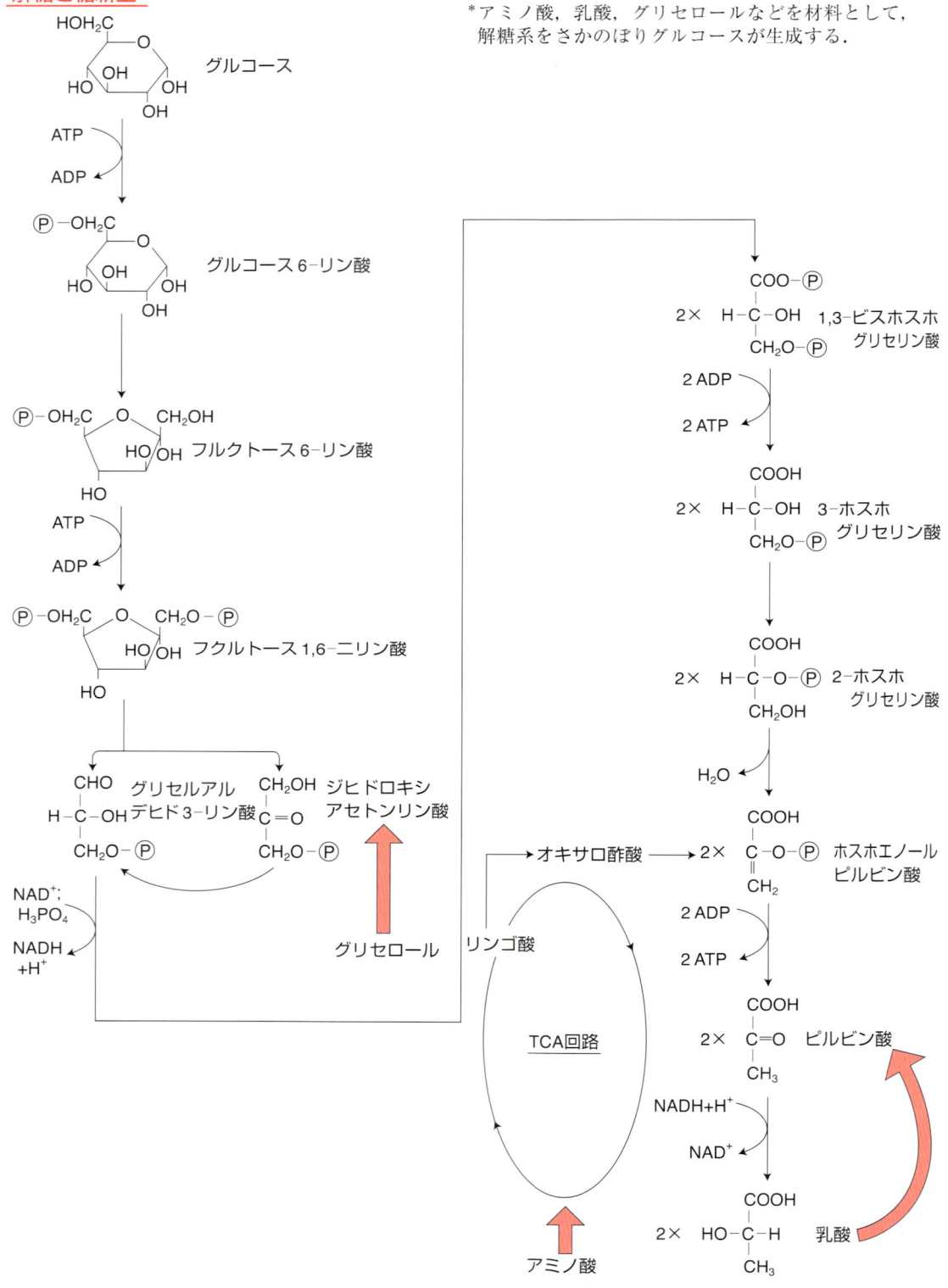

*アミノ酸，乳酸，グリセロールなどを材料として，解糖系をさかのぼりグルコースが生成する．

グルコース

↓ ATP → ADP

グルコース 6-リン酸

↓

フルクトース 6-リン酸

↓ ATP → ADP

フクルトース 1,6-ニリン酸

↓

グリセルアルデヒド 3-リン酸 ／ ジヒドロキシアセトンリン酸

↑ グリセロール

↓ NAD⁺; H₃PO₄ → NADH + H⁺

1,3-ビスホスホグリセリン酸

↓ 2 ADP → 2 ATP

3-ホスホグリセリン酸

↓

2-ホスホグリセリン酸

↓ H₂O

ホスホエノールピルビン酸

↓ 2 ADP → 2 ATP

ピルビン酸

↓ NADH+H⁺ → NAD⁺

乳酸

TCA回路 — オキサロ酢酸 — リンゴ酸

↑ アミノ酸

3．脂質の村

ステアリン酸

$CH_3-CH_2-CH_2-CH_2-CH_2-CH_2-CH_2-CH_2-CH_2-CH_2-CH_2-CH_2-CH_2-CH_2-CH_2-CH_2-CH_2-COOH$

ステアリン酸の省略構造式

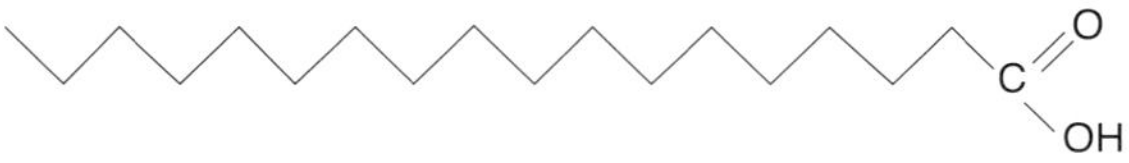

オレイン酸

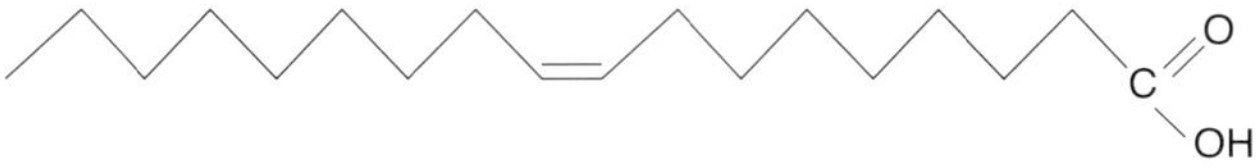

α-リノレン酸
n-3

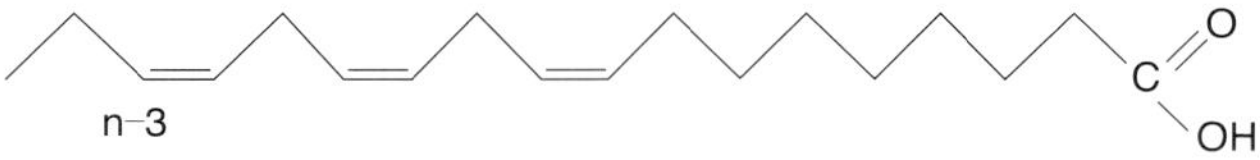

リノール酸
n-6

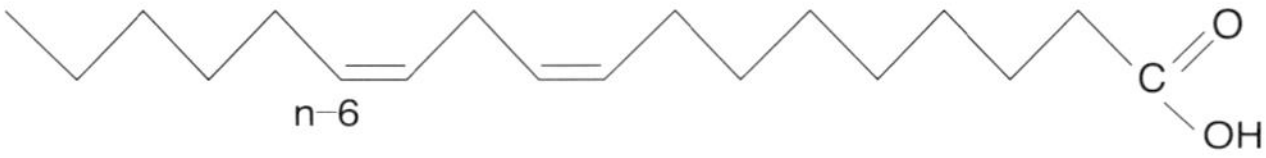

エイコサペンタエン酸（EPA）
n-3

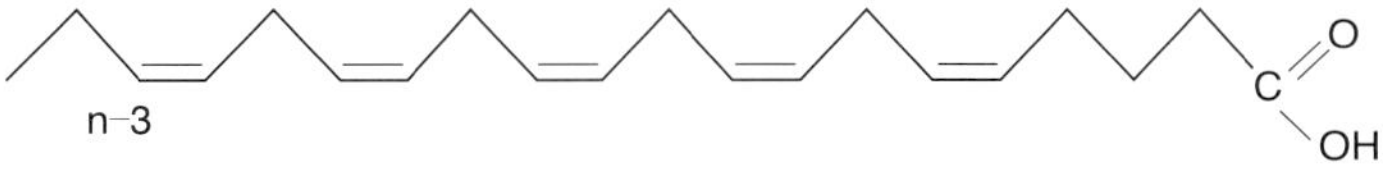

―――― ケトン体（3種類）――――

アセトアセチルCoA	アセトン	3-ヒドロキシ酪酸	アセト酢酸
$CH_3-\overset{O}{\underset{}{C}}-CH_2-\overset{O}{\underset{}{C}}-SCoA$	$CH_3-\overset{O}{\underset{}{C}}-CH_3$	$CH_3-\overset{OH}{\underset{}{CH}}-CH_2-COOH$	$CH_3-\overset{O}{\underset{}{C}}-CH_2-COOH$

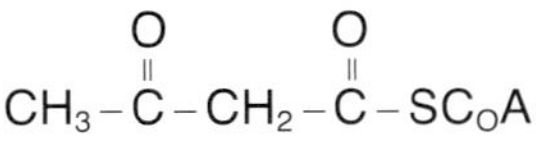

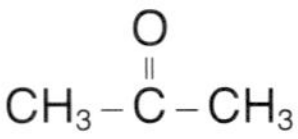

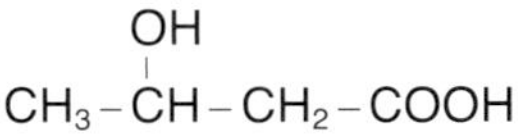

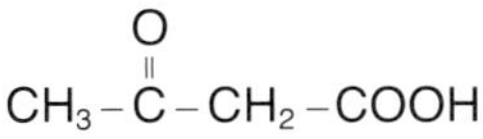

脂肪酸　＋　グリセロール　⇒　トリグリセリド（中性脂肪）

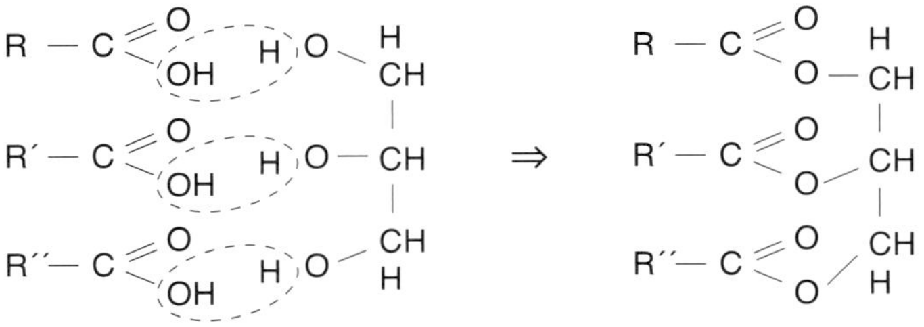

〈　　〉で囲んだ部分が，脱水反応によりエステル結合する．

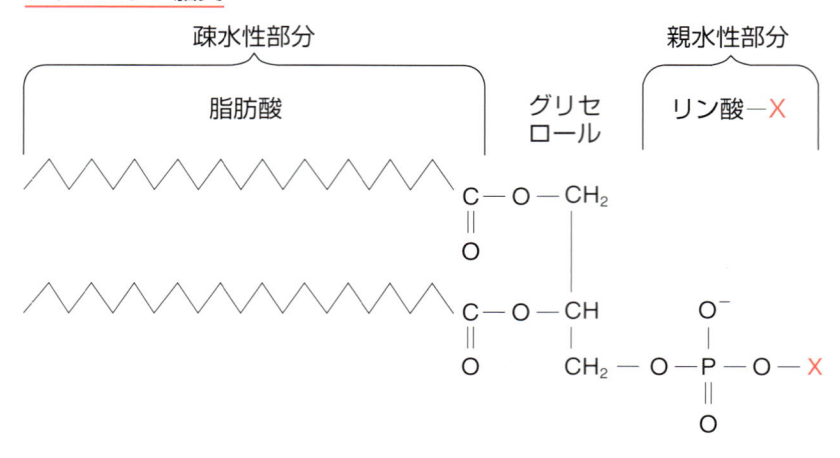

グリセロリン脂質

疎水性部分：脂肪酸、グリセロール
親水性部分：リン酸—X

Xの構造式	$-CH_2-CH_2-N^+(CH_3)_3$	$-CH_2-CH_2-NH_2$	$-CH_2-CH(NH_2)-COOH$	(イノシトール環)
グリセロリン脂質の名称	ホスファチジルコリン	ホスファチジルエタノールアミン	ホスファチジルセリン	ホスファチジルイノシトール

アラキドン酸カスケード

※代表的なエイコサノイドのみ記載.

アラキドン酸

- トロンボキサンA_2
- プロスタグランジンE_2
- ロイコトリエンA_4
- プロスタグランジンI_2

活性酸素

スーパーオキシド	ヒドロキシラジカル	ヒドロペルオキシラジカル	過酸化水素	一重項酸素
O_2^-	$HO\cdot$	$HOO\cdot$	H_2O_2	$^1O_2$

イソプレン

$$H_2C = C(CH_3) - CH = CH_2$$

コレステロール（遊離型）

コレステロール・エステル

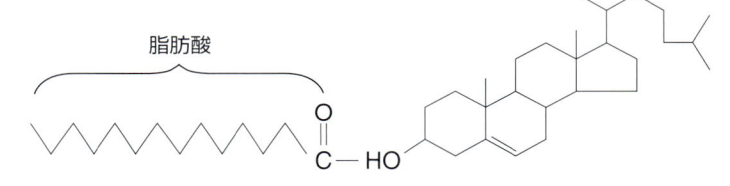

脂肪酸

コレステロールの生合成

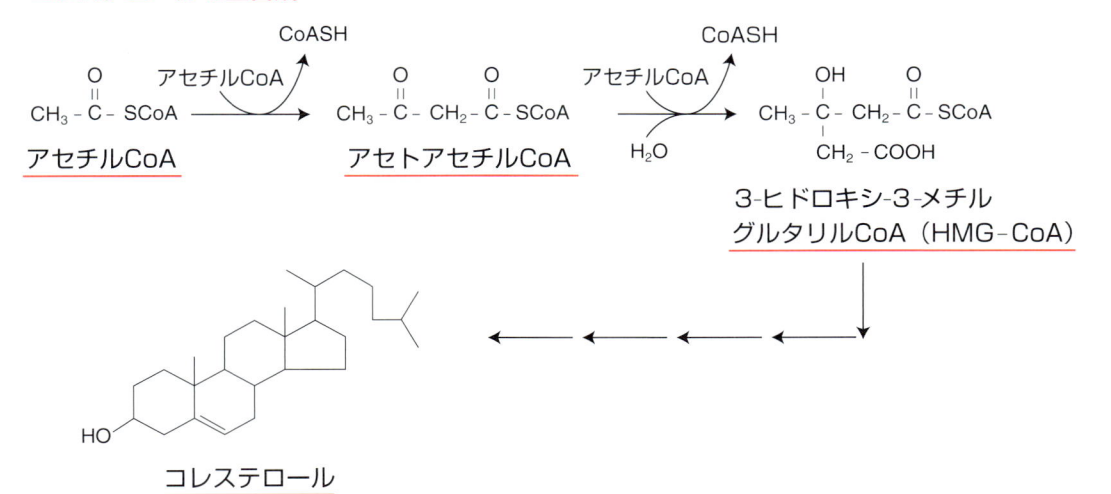

アセチルCoA → アセトアセチルCoA → 3-ヒドロキシ-3-メチルグルタリルCoA（HMG-CoA） → … → コレステロール

ステロイドホルモンの生合成 (*→)

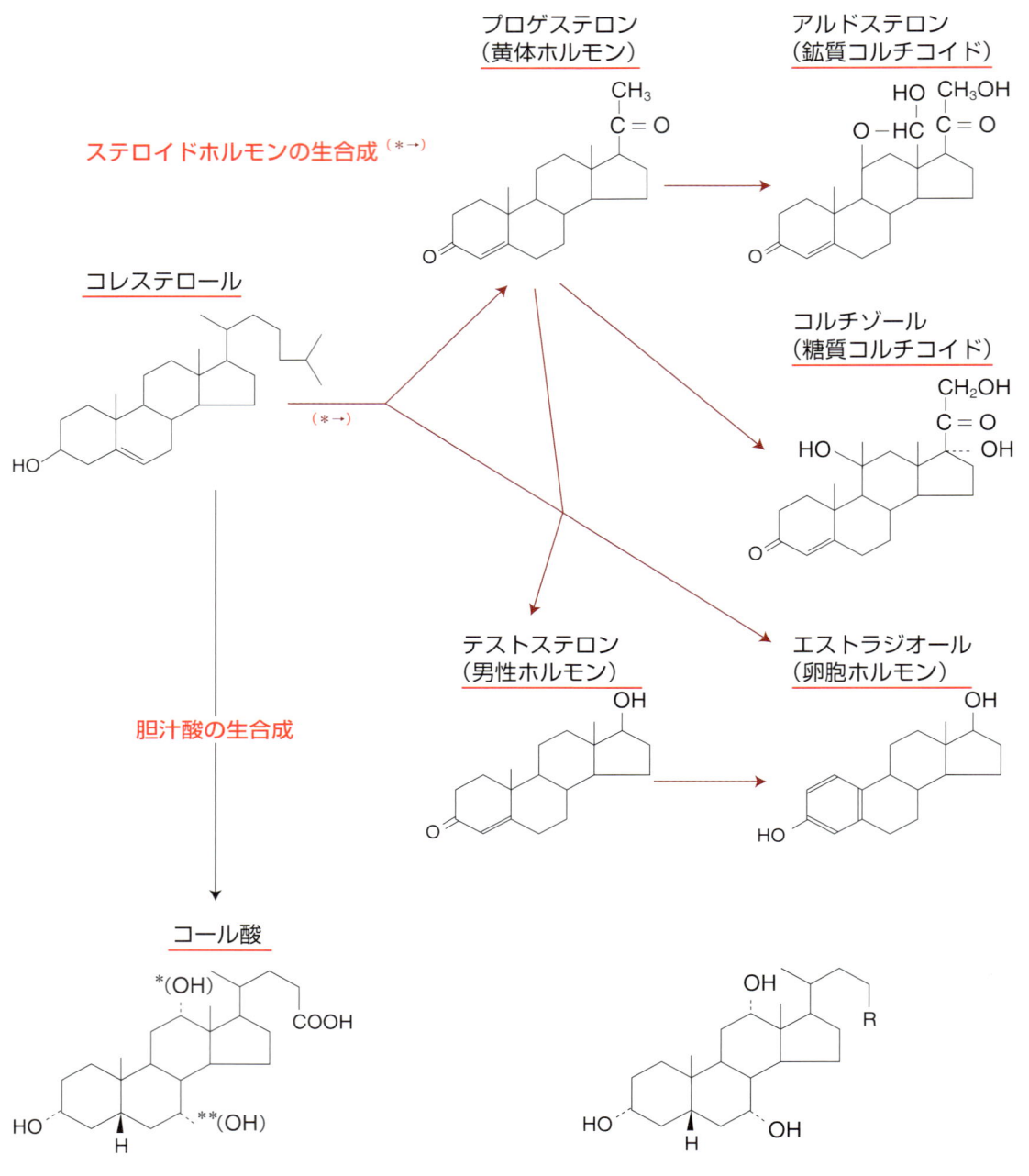

- コレステロール
- プロゲステロン（黄体ホルモン）
- アルドステロン（鉱質コルチコイド）
- コルチゾール（糖質コルチコイド）
- テストステロン（男性ホルモン）
- エストラジオール（卵胞ホルモン）

胆汁酸の生合成

コール酸

*(OH) がないものを，ケノデオキシコール酸といい，コール酸と合わせて一次胆汁酸とよぶ．
**(OH) がないものを，デオキシコール酸という．
*(OH)，**(OH) ともにないものを，リトコール酸という．これらは腸内細菌による修飾を受けたもので，二次胆汁酸とよぶ．

R : $CONHCH_2COOH$　　グリココール酸
R : $CONHCH_2CH_2SO_3H$　　タウロコール酸

コール酸は，通常，グリシンあるいはタウリン（いずれもアミノ酸の一種）と結合（抱合）した形で，胆汁成分として分泌される．

4. アミノ酸商店街

アミノ酸の一般構造式

$$R-\underset{\underset{NH_2}{|}}{CH}-COOH$$

タンパク質を構成するアミノ酸（色文字は必須アミノ酸，糖原性アミノ酸は1，ケト原性アミノ酸は2のマーク）

アミノ酸	側鎖（R）の構造	略号
グリシン[1]	$-H$	Gly
アラニン[1]	$-CH_3$	Ala
バリン[1]	$-CH(CH_3)_2$	Val
ロイシン[2]	$-CH_2-CH(CH_3)_2$	Leu
イソロイシン[1,2]	$-CH(CH_2-CH_3)(CH_3)$	Ile
セリン[1]	$-CH_2-OH$	Ser
スレオニン[1]	$-CH(OH)-CH_3$	Thr
システイン[1]	$-CH_2SH$	Cys
メチオニン[1]	$-CH_2-CH_2-S-CH_3$	Met
フェニルアラニン[1,2]	$-CH_2-C_6H_5$	Phe
チロシン[1,2]	$-CH_2-C_6H_4-OH$	Tyr
トリプトファン[1,2]	$-CH_2-$(インドール環)	Trp
アスパラギン[1]	$-CH_2-CONH_2$	Asn
グルタミン[1]	$-CH_2-CH_2-CONH_2$	Gln
アスパラギン酸[1]	$-CH_2-COOH$	Asp
グルタミン酸[1]	$-CH_2-CH_2-COOH$	Glu
リシン[1,2]	$-CH_2-CH_2-CH_2-CH_2-NH_2$	Lys
アルギニン[1]	$-CH_2-CH_2-CH_2-NH-C(=NH)NH_2$	Arg
ヒスチジン[1]	$-CH_2-$(イミダゾール環)	His
プロリン[1]	（分子全体：ピロリジン-2-カルボン酸）	Pro

糖原性アミノ酸とケト原性アミノ酸

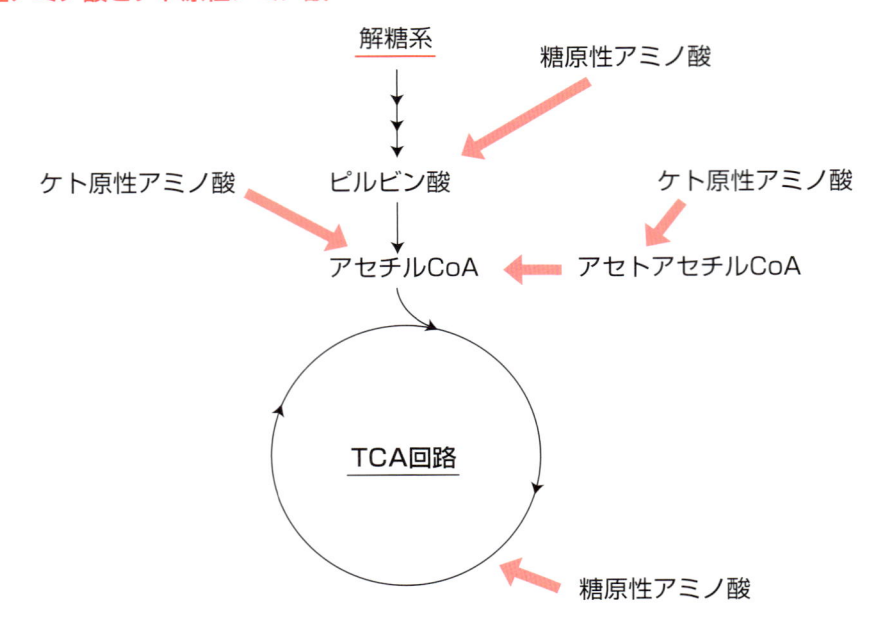

解糖系 → ピルビン酸 ← 糖原性アミノ酸

ケト原性アミノ酸 → アセチルCoA ← アセトアセチルCoA ← ケト原性アミノ酸

アセチルCoA → TCA回路 ← 糖原性アミノ酸

アミノ酸から作られる神経伝達物質およびホルモン

① ヒスチジン → ヒスタミン

$HN{-}N{-}CH_2{-}CH(COOH){-}NH_2 \xrightarrow{CO_2} HN{-}N{-}CH_2{-}CH_2{-}NH_2$

② グルタミン酸 → γ-アミノ酪酸（GABA）

$HOOC{-}CH_2{-}CH_2{-}CH(COOH){-}NH_2 \xrightarrow{CO_2} HOOC{-}CH_2{-}CH_2{-}CH_2{-}NH_2$

③ トリプトファン → セロトニン

④ チロシン → ドーパミン → ノルアドレナリン → アドレナリン

$HO{-}C_6H_4{-}CH_2{-}CH(COOH){-}NH_2 \rightarrow \xrightarrow{CO_2} HO{-}C_6H_3(OH){-}CH_2{-}CH_2{-}NH_2$

→ $HO{-}C_6H_3(OH){-}CH(OH){-}CH_2{-}NH_2$ → $HO{-}C_6H_3(OH){-}CH(OH){-}CH_2{-}NH{-}CH_3$

不要となったアミノ酸の処理

① アミノ基転移反応

アミノ酸 + α-ケトグルタル酸 → α-ケト酸 + グルタミン酸

$$\text{H}_2\text{N}-\underset{\underset{\text{R}}{|}}{\text{CH}}-\text{COOH} + \underset{\underset{\underset{\text{O=C-COOH}}{|}}{\underset{\text{CH}_2}{|}}}{\underset{\text{CH}_2}{|}}\text{COOH} \longrightarrow \text{O}=\underset{\underset{\text{R}}{|}}{\text{C}}-\text{COOH} + \underset{\underset{\underset{\text{H}_2\text{N}-\text{CH}-\text{COOH}}{|}}{\underset{\text{CH}_2}{|}}}{\underset{\text{CH}_2}{|}}\text{COOH}$$

② 酸化的脱アミノ基反応

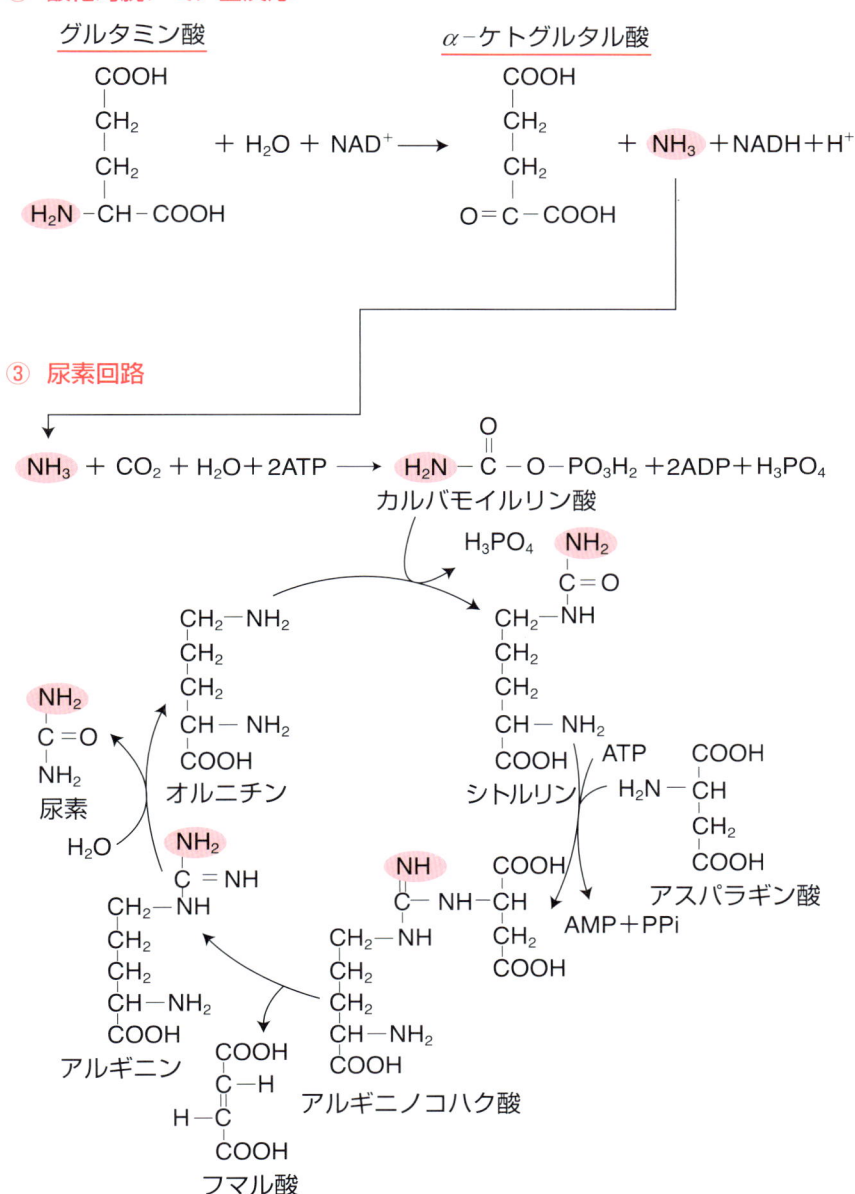

グルタミン酸 + H$_2$O + NAD$^+$ → α-ケトグルタル酸 + NH$_3$ + NADH + H$^+$

③ 尿素回路

NH$_3$ + CO$_2$ + H$_2$O + 2ATP → H$_2$N−CO−O−PO$_3$H$_2$ + 2ADP + H$_3$PO$_4$
カルバモイルリン酸

オルニチン → シトルリン → アルギニノコハク酸 → アルギニン → 尿素

アスパラギン酸、ATP → AMP + PPi

フマル酸

5. デュオ演劇場

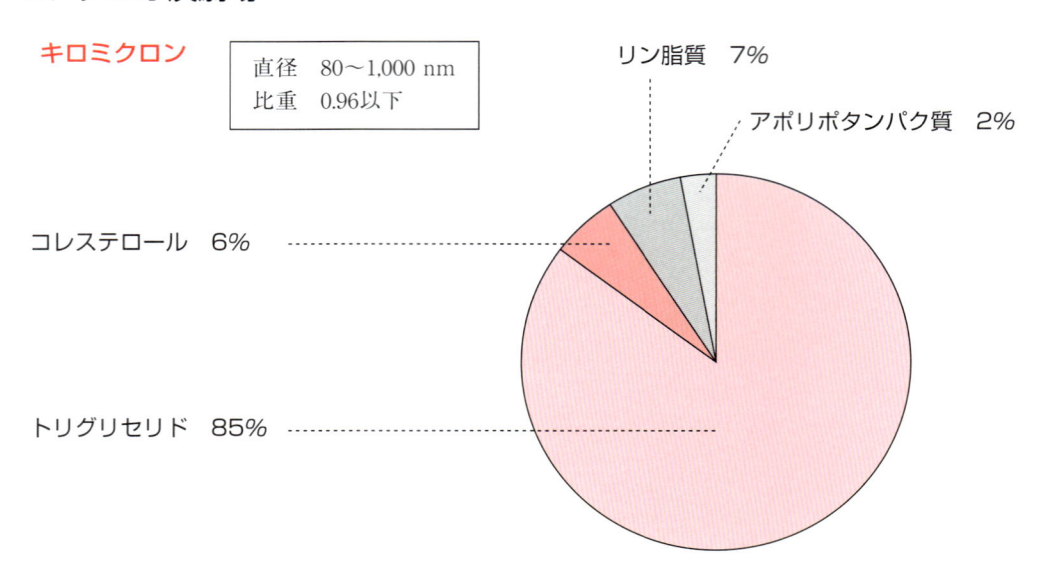

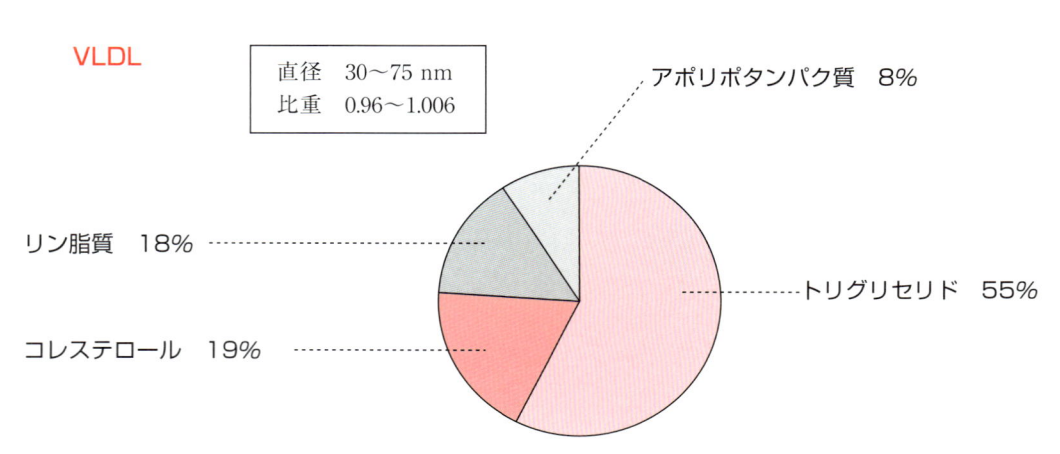

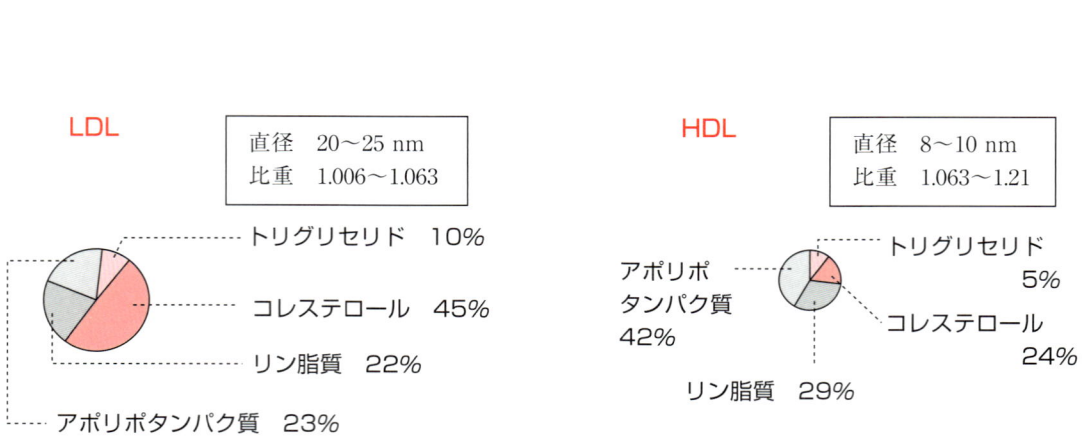

キロミクロン

直径　80〜1,000 nm
比重　0.96以下

- リン脂質　7%
- アポリポタンパク質　2%
- コレステロール　6%
- トリグリセリド　85%

VLDL

直径　30〜75 nm
比重　0.96〜1.006

- アポリポタンパク質　8%
- リン脂質　18%
- コレステロール　19%
- トリグリセリド　55%

LDL

直径　20〜25 nm
比重　1.006〜1.063

- トリグリセリド　10%
- コレステロール　45%
- リン脂質　22%
- アポリポタンパク質　23%

HDL

直径　8〜10 nm
比重　1.063〜1.21

- アポリポタンパク質　42%
- トリグリセリド　5%
- コレステロール　24%
- リン脂質　29%

6. 核酸図書館

プリン塩基

アデニン

グアニン

ピリミジン塩基

ウラシル

チミン

シトシン

核酸の構成糖

リボース

デオキシリボース

アミノ酸を材料とした塩基の合成

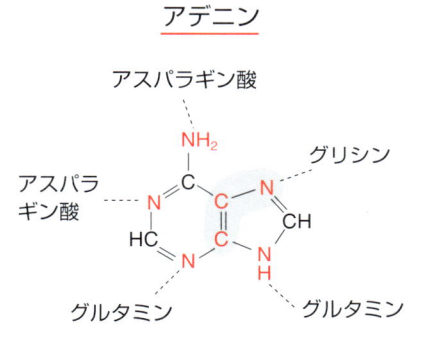

アデニン

- アスパラギン酸
- グリシン
- アスパラギン酸
- グルタミン
- グルタミン

ウラシル

- グルタミン
- アスパラギン酸

不要となったプリン塩基の処理

アデニン → イノシン → ヒポキサンチン → キサンチン → 尿酸

グアニン ─────────────→

RNAのポリヌクレオチド鎖構造

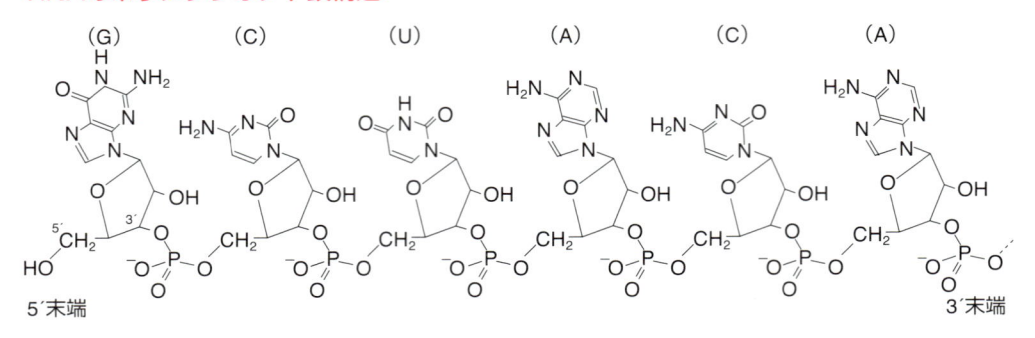

(G) (C) (U) (A) (C) (A)

5′末端 ... 3′末端

DNAの二重らせんモデル

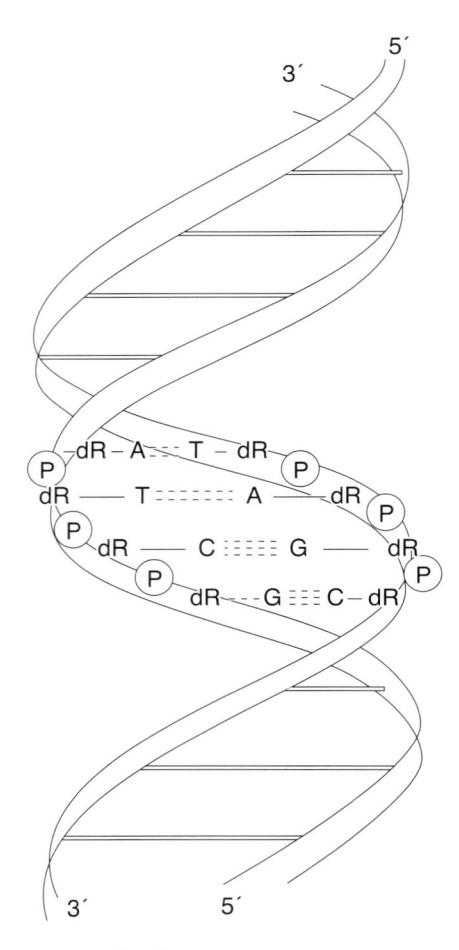

DNAのヌクレオチド鎖間の塩基対

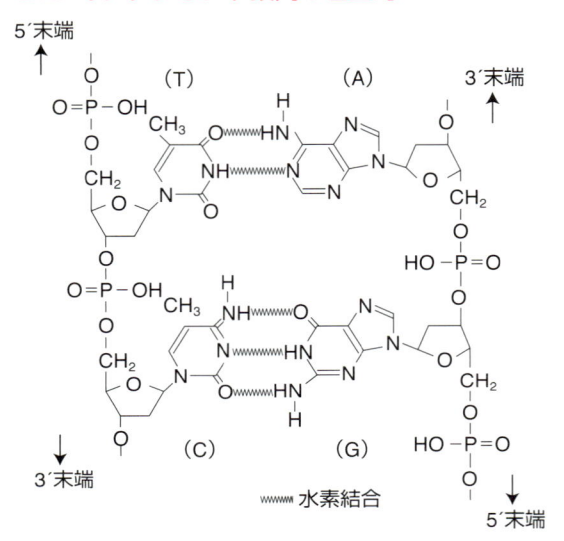

〜〜〜 水素結合

あるt-RNAの構造

〜〜〜 水素結合

アンチコドン
コドン
mRNA

A　アデニン
T　チミン
G　グアニン
C　シトシン
Ⓟ　リン酸
dR　デオキシリボース

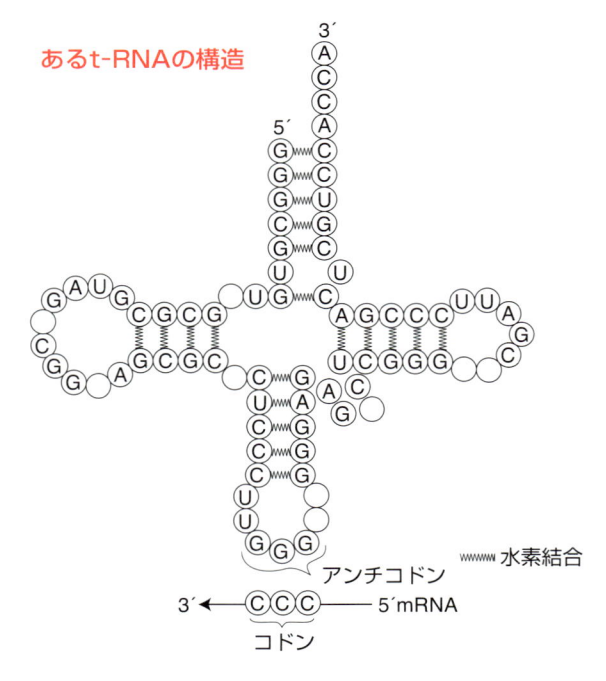

7．ポルフィリン兵舎

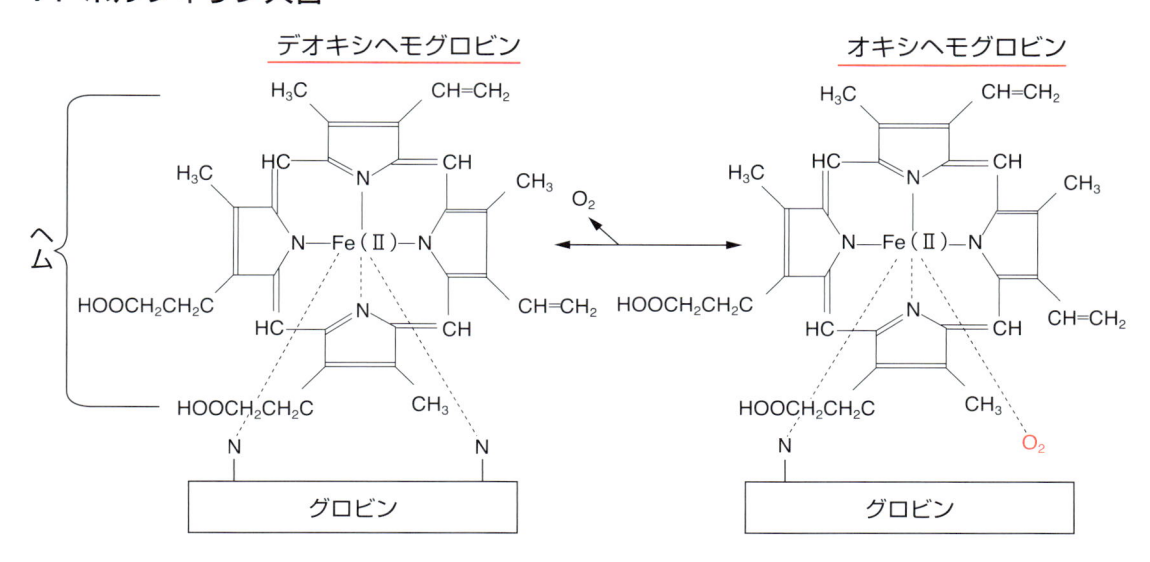

デオキシヘモグロビン　　オキシヘモグロビン

ヘム

ビリルビン

グルクロン酸抱合を受けたビリルビン

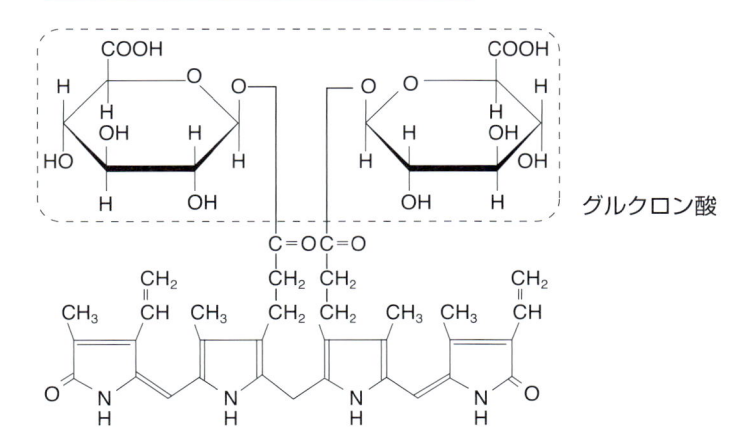

グルクロン酸

8. 健康管理室

アミノ酸から合成される甲状腺ホルモン

チロキシン（T_4）

*チロシキンは，この部位のヨードを失ったトリヨードチロニン（T_3）となり，強いホルモン活性を発揮する．

ポリペプチド鎖構造のホルモン

ヒト・インスリンの一次構造

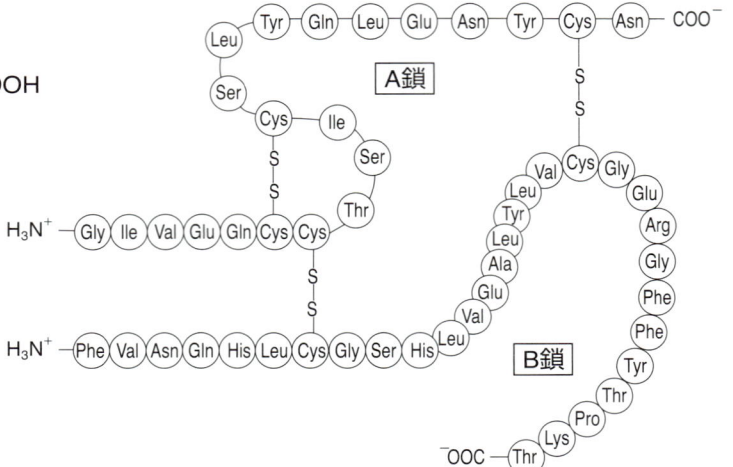

A鎖

B鎖

補酵素の成分となるビタミンB群

ビタミンB_1（チアミン）

ビタミンB_6（ピリドキシン）

ナイアシン（ニコチン酸）

ビタミンB_2（リボフラビン）

ビタミンB_{12}

ビタミンD

①植物性（キノコ類など）食品由来

プロビタミンD₂（エルゴステロール）　　　　　　ビタミンD₂（エルゴカルシフェロール）

　　　　　　　　紫外線
　　　　　　→

②動物性食品由来や体内でコレステロールから合成

プロビタミンD₃（7-デヒドロコレステロール）　　　ビタミンD₃（コレカルシフェロール）

　　　　　　　　紫外線
　　　　　　→

活性型ビタミンD₃

肝と腎でOH基の修飾をうけて，初めてビタミンとしての活性を発現する．

ビタミンA

β-カロチン

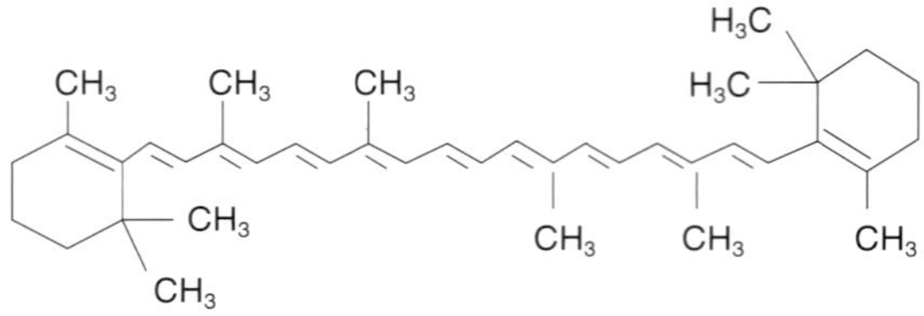

摂取されたβ-カロチンは体内で半分に切断されてビタミンAとなる.

ビタミンA（レチノール）

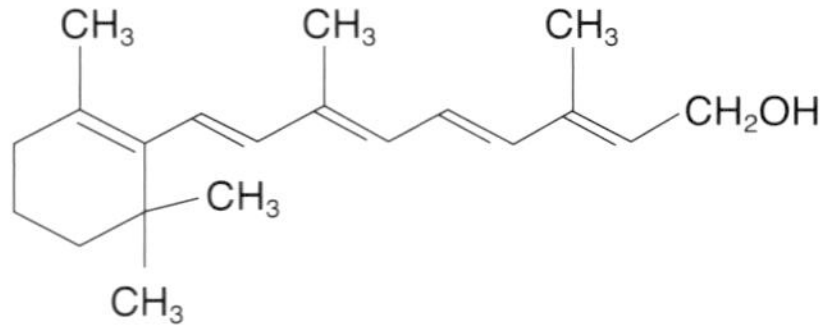

ビタミンK

①植物性食品由来

ビタミンK_1

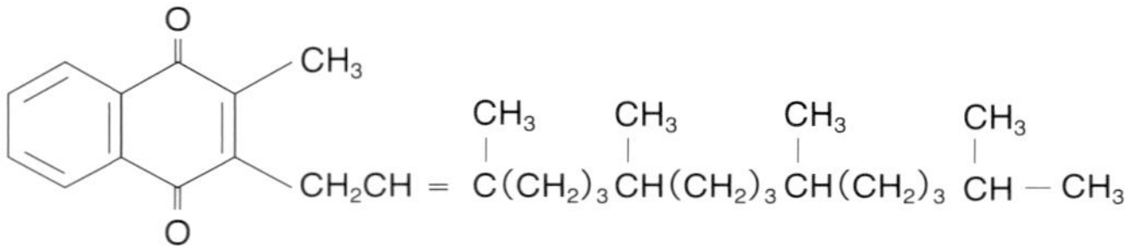

$$\text{CH}_2\text{CH}=\text{C}(\text{CH}_2)_3\text{CH}(\text{CH}_2)_3\text{CH}(\text{CH}_2)_3\text{CH}-\text{CH}_3$$

②腸内細菌が合成

ビタミンK_2

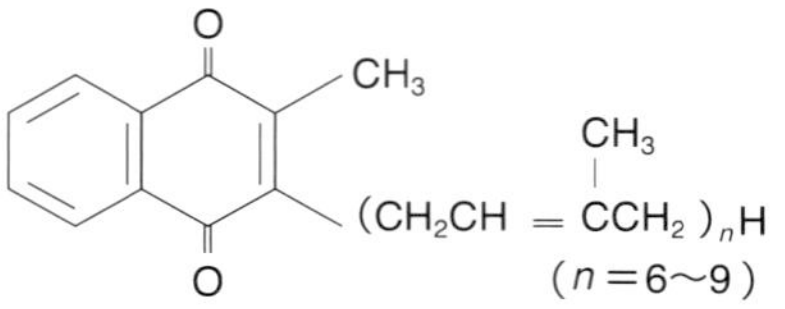

$$(\text{CH}_2\text{CH}=\text{CCH}_2)_n\text{H} \quad (n=6\sim9)$$

ビタミンC

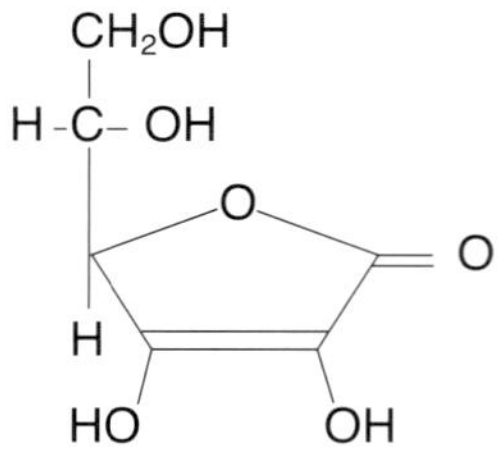

Let's Try ! ― 問　題 ―

以下の文章の□□□に適した語句を選べ．

〈問題1〉ほとんどの生物にとって，□□□は体の中で作られたり使われたりするエネルギーを運搬するのに適した分子である．

　　　　1．化学エネルギー　　2．ATP　　3．グルコース　　4．アセチルCoA

〈問題2〉アセチルCoAはグルコースばかりではなく，□□□やアミノ酸からも生成される．

　　　　1．乳酸　　2．クエン酸　　3．脂肪酸　　4．ATP

〈問題3〉水素または電子の受け渡し，すなわち酸化還元反応において，分子間での電位差に伴い解放されるエネルギーを，生物が利用できる化学エネルギーに変換することを□□□という．

　　　　1．電子伝達系　　2．酸化的リン酸化　　3．解糖系　　4．クエン酸回路

〈問題4〉以下の文章で正しいものを選べ．
　　　　a．グルコースはヒトを含めたほとんどの生物にとって，最も主要なエネルギー源である．
　　　　b．グリコーゲンはヒトが主食として摂取する主な糖質で，グルコースの最も主要な供給源である．
　　　　c．でんぷんは動物体内でのグルコースの貯蔵体である．
　　　　d．ムコ多糖は臓器や組織間でクッションのような役割を担う結合組織の主要成分である．

　　　　1．a　　2．a, b　　3．a, c　　4．a, d

〈問題5〉以下の文章で正しいものを選べ．
　　　　a．（真性）糖尿病はインスリンの分泌低下，およびインスリン作用の欠乏によって起こる病気である．
　　　　b．筋肉中のグリコーゲンは血糖調節に関与しない．
　　　　c．アミノ酸，乳酸，グリセロールなどからグルコースを作り出す化学反応を解糖という．
　　　　d．血糖上昇時には，グルカゴンなどが分泌され，グリコーゲンの分解，解糖反応の抑制，糖新生の促進などを促し，速やかに血糖を正常値に戻す．

　　　　1．a, b　　2．a, c　　3．a, d　　4．b, d

〈問題6〉以下の文章で正しいものを選べ．
　　　　a．ペントースリン酸回路はグルコースの代謝経路の1つで，リボースやNADPHの生成に重要である．
　　　　b．リボースはDNAや各種補酵素の構成糖として重要である．
　　　　c．還元型補酵素の一種であるNADPHは脂肪酸，コレステロール，ステロイドホルモンなどの生合成時に酸化剤として利用される．

d. 抱合とは，グルクロン酸などにより毒，薬，不要物を無毒で水に溶けやすい形にすることをいう．

1. a, b　　2. a, c　　3. a, d　　4. a, b, d

〈問題 7〉以下の文章で誤っているものを選べ．
a. リノール酸，リノレン酸，アラキドン酸は体内で必要量を合成できないため，食事として摂取しなければならない必須脂肪酸である．
b. 二重結合を 2 つ以上もつ多価不飽和脂肪酸は，フリーラジカルにより酸化されやすい．
c. 中性脂肪は細胞膜の構成成分として重要である．
d. 糖やタンパク質からのエネルギー産生効率が重量当たり 4 kcal/g であるのに対して，脂質は 9 kcal/g と 2 倍以上高い．

1. a　　2. b　　3. c　　4. d

〈問題 8〉以下の文章で誤っているものを選べ．
a. 糖質を過剰に摂取した場合には，体内で脂肪に変換されてしまう．
b. β-酸化とは，脂肪酸をエネルギー源として利用するための分解反応のことで，最終的にすべてアセチル CoA となるまで反応が繰り返される．
c. 脂肪酸はグルコースと比べ，非常に高い ATP 産生能力をもっている．
d. 糖尿病時には脂肪酸の合成が亢進し，血中ケトン体濃度が増加して代謝性アシドーシスとなる場合がある．

1. a　　2. b　　3. c　　4. d

〈問題 9〉以下の文章で誤っているものを選べ．
a. 生体膜はリン脂質の親水性部分どうしが向き合った二重層構造が基本となり，これにコレステロール，タンパク質，糖脂質などが埋め込まれた構造をしている．
b. アラキドン酸などからはプロスタグランジン類とよばれる生理活性脂質が合成される．
c. コレステロールは生体膜の構成成分の 1 つとして，膜に剛直性を与え安定化させる役割を担っている．
d. 肝臓でコレステロールから合成される胆汁酸は，食事由来の脂質の消化・吸収を助ける働きをする．

1. a　　2. b　　3. c　　4. d

〈問題 10〉以下の文章で誤っているものを選べ．
a. キロミクロンは食事由来の中性脂肪を筋肉や脂肪細胞に運び，VLDL は肝臓で合成された中性脂肪などを運搬する．
b. HDL は末梢組織にコレステロールを供給し，LDL は末梢組織で余剰となったコレステロールを回収して肝臓に運ぶ．
c. 動脈硬化病巣では，血管内壁にコレステロールの異常蓄積がみられる．

d. コレステロールは主に肝臓でアセチル CoA から合成される．

1．a　　2．b　　3．c　　4．d

以下の問いで正しいものを選べ．

〈問題 11〉 必須アミノ酸でないものはどれか．

1．バリン　　2．トリプトファン　　3．グルタミン　　4．メチオニン

〈問題 12〉 血液中で検出される酵素はどれか．

1．逸脱酵素　　2．律速酵素　　3．前駆体酵素　　4．補酵素

〈問題 13〉 不要になったアミノ酸のアミノ基を処理する尿素回路はどこにあるか．

1．腎臓　　2．肝臓　　3．大腸　　4．膀胱

〈問題 14〉 タンパク質の機能として適切でないものはどれか．

1．ホルモン　　2．酵素　　3．感染防御　　4．貯蔵エネルギー源

〈問題 15〉 DNA の構成塩基でないものはどれか．

1．アデニン　　2．グアニン　　3．ウラシル　　4．チミン

〈問題 16〉 タンパク質の設計図としての役割をもつものはどれか．

1．m-RNA　　2．t-RNA　　3．r-RNA

〈問題 17〉 以下の文章で誤っているものを選べ．

a. DNA は遺伝子の本体である．
b. RNA の構成糖はリボースである．
c. いらなくなったプリン塩基は尿素に変えられて，尿中に排泄される．
d. DNA は 2 本のポリヌクレオチド鎖が絡み合ったらせん状構造をしている．

1．a　　2．b　　3．c　　4．d

〈問題 18〉 以下の文章で誤っているものを選べ．

a. 3つずつの塩基の並び方を暗号文字として，遺伝情報が書き込まれている．
b. 暗号文字といっても，実際には各ヌクレオチドを指定する暗号である．
c. 3種類の RNA がタンパク質合成にかかわる．
d. 先天性代謝異常とは，遺伝情報に誤りが生じ，異常な酵素タンパク質が合成され代謝障害が起こることである．

1．a　　2．b　　3．c　　4．d

〈**問題 19**〉以下の文章で誤っているものを選べ．

a. 赤血球の寿命は約 120 日で，古くなると主に脾臓で処理される．
b. ヘモグロビンやミオグロビンは，酸素（O_2）の運搬にかかわるヘムタンパク質である．
c. ヘモグロビンは分解されると，胆汁酸となる．
d. 黄疸は血液中のビリルビンが高値となり，皮膚や粘膜に沈着する症状をいう．

1. a　　2. b　　3. c　　4. d

〈**問題 20**〉以下の文章で誤っているものを選べ．

a. ホルモンは特定の器官（内分泌腺）または細胞で合成・分泌され，血中に入って，それぞれのホルモンに対するレセプターをもった遠く離れた臓器や細胞に作用する．
b. ホルモンは生体内で起こる化学反応を直接，制御する生理活性物質である．
c. ポリペプチド性のホルモンの多くは，ある特定の酵素をリン酸化することにより，その酵素の活性を変える．
d. ステロイドホルモンは，ある特定の酵素タンパク質の転写速度を促進し，酵素の合成量を増加させる．

1. a　　2. b　　3. c　　4. d

解　答・解　説

1) **2**　ATPは生体内でのエネルギー運搬に適した分子で，いわばエネルギーの宅配便ともいえる物質である．⇒ 参照：p.8 絵5，p.14 2ATP

2) **3**　TCA観覧車を回転させる（主要なエネルギー産生にかかわる）アセチルCoAは，三大エネルギー源である糖質（グルコース），脂質（脂肪酸），タンパク質（アミノ酸）から生成する．⇒ 参照：p.12 絵10，p.16 11 三大エネルギー源

3) **2**　TCA観覧車の回転によって生じたエネルギー（電子伝達系：水素または電子の受け渡しに伴い生成するエネルギー）をATP（生物が利用できる化学エネルギー）に変換することを酸化的リン酸化という．⇒ 参照：p.11 絵9，p.15 9 酸化的リン酸化

4) **4**　でんぷんは植物中のグルコースの貯蔵体で，ヒトが主食として摂取する糖質である．グリコーゲンは動物体内でのグルコースの貯蔵体である．⇒ 参照：p.25 4 ホモ多糖

5) **1**　糖新生は，（糖源性）アミノ酸，乳酸，グリセロールなどから解糖反応を遡りグルコースが作り出される反応である．血糖上昇時にはインスリンが分泌され，グリコーゲンの合成，解糖反応の促進，糖新生の抑制などにより速やかに正常血糖値に戻る．⇒ 参照：p.27 8 糖新生，p.20 絵16

6) **3**　リボースはRNAや各種補酵素の構成糖として重要である．NADPHは脂肪酸，コレステロール，ステロイドホルモンなどの生合成時に還元剤として利用される．⇒ 参照：p.27 10 NADPH，11 リボース

7) **3**　中性脂肪は貯蔵エネルギー源として重要である．⇒ 参照：p.40 3 中性脂肪

8) **4**　重症糖尿病時には脂肪酸の分解が亢進し，血中ケトン体濃度が増加して代謝性アシドーシスとなる．⇒ 参照：p.34 絵28，p.41 7 ケトン体の生成と利用

9) **1**　生体膜はリン脂質の疎水性部分（脂肪酸が結合している方）どうしが向き合った二重層構造から成る．⇒ 参照：p.35 絵29，p.42 8 細胞膜

10) **2**　LDLは末梢組織にコレステロールを供給し，HDLは末梢組織から余剰となったコレステロールを肝臓に運ぶリポタンパク質である．⇒ 参照：p.61 絵48，p.64 1 リポタンパク質

11) **3**　必須アミノ酸：フトリメヒロイバス．⇒ 参照：p.46 絵35

12) **1**　逸脱酵素は本来，血液中には存在しない酵素で，臓器が何らかの原因で傷害を受けたときに血液中に離脱してくる．⇒ 参照：p.52 絵45，p.57 16 逸脱酵素と酵素診断

13) **2**　尿素が合成される場（尿素回路）は肝臓にあり，生成した尿素は腎臓でろ過され尿中に排泄される．⇒ 参照：p.48 絵38，p.55 5 不要となったアミノ酸の処理

14) **4**　貯蔵エネルギー源として重要なものは中性脂肪とグリコーゲンである．⇒ 参照：p.40 3 中性脂肪

15) **3**　DNAの構成塩基はA，G，C，T，RNAはA，G，C，Uである．⇒ 参照：p.75 2 塩基

16) **1**　m-RNAはタンパク質の設計図，t-RNAはアミノ酸の運搬，r-RNAはアミノ酸の連結に関与する．⇒ 参照：p.74 絵61，p.79 まとめ7

17) **3**　不要となったプリン塩基（アデニン，グアニン）は尿酸として排泄される．⇒ 参照：p.69 絵55，p.75 4 ヌクレオチドの合成と分解

18) **2**　3つずつの塩基の並び方が，ある特定のアミノ酸を指定する暗号となっている．⇒ 参照：p.76 5 DNA

19) **3** ヘモグロビンは分解されるとビリルビン（胆汁色素）となる．胆汁酸はコレステロールから合成される．⇒ 参照：p.81 2 ビリルビン，p.39 絵 33，p.43 13 胆汁酸
20) **2** ホルモンは酵素の活性あるいは合成を制御する生理活性物質で，化学反応に間接的な影響を与える．⇒ 参照：p.84 絵 65，66，p.88 2 ホルモンの作用機構

あとがき

　看護学校で生化学を講義するようになって15年になる．生化学という学問は臨床から最も遠いところに位置し，かつ，難解な基礎科目であることから，特に女子学生にとっては苦手意識が強いようである．

　一時期，生化学の講義を終えるたびに，学生達の学ぶことを放棄してしまったような授業態度や，自分の教え方の未熟さに苛立ちを感じ無性に腹を立てていた．私は大学医学部の教職員で，研究を主な生業としている．看護学校での講義は，いわばおまけのアルバイトである．こう割り切って片手間に無難にこなしていた時期もあった．

　講義スタイルをいろいろ変えてみたりもした．はじめは厳しい態度で臨んだ．居眠りしている学生やおしゃべりをしている学生にはイエローカードを与え，累積注意でレッドカードになると容赦なく教室から退場させた．ある日，いつものように教室に入り，気合いを入れて「起立！」の号令をかけたとたん，私の真正面に立った背が高くスタイルのよい女子学生のヘソが目の前に現れた．一瞬にして気合いが萎えた．翌年からは，イソップ物語の北風と太陽の寓話にならって，親近感をもてるようにと，学生を姓ではなく下の名前で呼ぶようにした．「ノゾミ，ケイコ，ユウキ」．自分が子だくさんの親父になったような気分を味わっただけで，たいして教育効果はあがらなかった．

　学生達は相変わらず講義には無関心だったが，講義の合間に話すプライベートな雑談には，多くの学生が面を上げ目を輝かせて聴いていた．これをみて，やはり講義の中身そのものを興味を引き付ける内容に変えるしかないと感じた．

　どうしたら学生達にわかりやすく興味をもって聴いてもらえる内容になるだろうか．試行錯誤の末，数年前，初めてこのようなテキストを作って講義に臨んだところ，おもしろい反応があった．以前なら寄りつこうともしなかった遊び人風の学生達がよく質問にやって来るようになり，試験でも比較的好成績を修めた．一方，真面目な学生達の間では不評であった．「教科書どおりにやってくれませんか！」「観覧車なんて覚えて後で困りませんか？」……．

　学生達の学習の悪しき習慣として，"もの"の名前を暗記することでそれを理解したと安心してしまうケースがあまりにも多い．これは，実は，試験を出題する側に本質的な原因があり，学生が理解しているかどうかをてっとり早く調べるのに，安易に"もの"の名前で答えさせてきた弊害であろう．名前だけ覚えていても，それがどういうもので，どんな意義があるのかということを理解していなければ，意味がない．

　本書はいろいろな方々のご協力を得て完成することができた．特に，私の様々な困難な要求に対して，その真意を汲み取り，期待以上のすばらしいまんがイラストを描いてくださった渡辺博之氏には心より感謝申し上げる．また，本書の完成まで一貫して温かくサポートして頂いた医歯薬出版の編集担当者の方々にもこの場を借りてお礼申し上げる．

　最後に，この本が生化学という学問をとおして，生命の営みの不可思議さや神秘さ，自分という存在を支えてくれている生命への愛おしさや感謝の念，他者の生命に対する尊厳などを少しでも感じてもらえる契機となれば幸いである．

索 引

※索引中の（ ）について：明朝体〔例；(商店街)〕の場合は，物語中の特別な名称・用語を，ゴチック体〔例；(ケト)〕の場合は，生化学や一般的な名称・用語を示している．

あ

アイソザイム …………………52，57
(ケト) アシドーシス …………34，**42**
アシル CoA (活性化された脂肪酸)
　　　　　　　　　　　　……33，41
アセチル基 ……………………15，41
アセチル CoA …4，10，11，**15**，32，33，
　38，41，43，94
アセトアセチル CoA …34，42，46，99
アデニン (A) ……………………67，107
アドレナリン (エピネフリン) …21，26
アミノ基 (NH$_2$) (のベルト) …45，48
アミノ基転移反応 ………48，55，105
アミノ酸 (商店街) …3，5，**45**，54，103
(生理活性) アミン ……………………54，104
アラキドン酸 (C20：4) …30，36，42
アラキドン酸カスケード …36，42，100
アルカローシス …………………………42
アルコール (バー) …………………13
アンモニア (NH$_3$) ………48，55，105
悪性貧血 ………………………86，88
悪 (善) 玉コレステロール ……………64

い

イソプレン (一族) ……………38，101
インスリン ……………20，26，55，110
遺伝暗号 (コドン) ……67，70，**76**
遺伝子 ………………………………76
遺伝子操作 …………………………76
一酸化炭素 (CO) (マスク) ………12
逸脱酵素 ………………………52，57

う

ウラシル (U) …………………67，107
ウロビリノーゲン ……………………81

え

エイコサノイド …………36，**42**，100
エイコサペンタエン酸 (EPA，C20：5)
　　　　　　　　　　……30，42，99
エステル結合 …………………………31
エネルギーセンター ……………3，**6**
エンハンサー ……………72，78，88
塩基配列 ……………………………78

お

オキサロ酢酸 (アセチル CoA を最初に乗せる観覧車の座席) …10，46，54，95
(ミス) オリゴ糖 (嬢) …18，**25**，63，65
黄疸 …………………………………81

か

カスケード機構 ………………52，57
カルニチン ……………………33，41
カルボキシル基 (COOH) (のしっぽ)
　　　　　　　　　　　　……30，45
ガラクトース …………………18，37，96
ガングリオシド ……………………37
化学エネルギー ………**6**，7，8，11
化学結合 ……………………………6
(生) 化学反応 ……………6，7，50，56
解糖系 (通路) ……………3，**8**，14，98
壊血病 …………………………86，88
核酸 (図書館) …………………3，**67**，75
活性化エネルギー ………………**7**，14
活性酸素 (フリーラジカル) …30，**40**，64，101
還元エネルギー ………………22，27
癌 ……………………………………77

き

キロミクロン (号) ……………60，64，106
基質親和性 ……………………51，56
基質特異性 …………………………50
局所ホルモン …………………36，56

く

クエン酸 ………………………32，41，95
クエン酸回路 ("TCA" 観覧車) …3，9，**10**，**15**，95
グアニン (G) …………………67，107
グリコーゲン (叔母さん) …4，19，22，**25**，96
グリコーゲンの合成と分解 …20，**27**
グリコサミノグリカン (ムコ多糖)
　　　　　　　　　　…19，**25**，63，65
グリセロフォスフォ工場 …………3，35
グリセロリン脂質 (のブロック) …5，**35**，36，100
グリセロール (のハンガー) ……4，22，31，35，97
グルカゴン ……………………21，26
グルクロン酸 (刑事) …………23，80，97
(Mr.) グルコース (ブドウ糖) …4，**8**，**14**，16，18，20，21，96

け

ケト原性アミノ酸 ………46，**54**，103，104
(あわてんぼうの) ケトン体
　　　　　　　　　…**34**，41，46，99
血糖 (値) ………………………20，21，26
血糖調節 ………………………20，21，**26**
健康管理室 ……………………3，**83**

こ

コラーゲン (繊維成分) ……65，86，88
コルチゾール (糖質コルチコイド)
　　　　　　　　　　　　……21，26
コレステロール …5，35，38，**43**，61，85，87，101
コレステロール・エステル (エステル型コレステロール) …64，101

コレステロール合成 ……38，57，101
抗原 (表札) …………………………63
抗酸化機構 ……………30，**40**，88
(本態性) 高血圧 ……………………77
酵素 (のお巡りさん) …5，7，**14**，**50**，56，71，84，88
酵素活性 (化) ………………51，84
酵素診断 ………………………52，57
酵素阻害剤 ……………………53，58
骨軟化症 ………………………87，89

さ

細胞膜 (細胞の国の仕切り壁) **35**，42，63
酸化 LDL ……………………62，64
酸化還元 (反応) …………………27
酸化的リン酸化 ………………11，**15**
酸素 (O$_2$) (マスク) …9，11，15，80，86

し

シアン (化合物) (CN) (マスク) …12
シトシン (C) …………………67，107
ショ糖 (ブラザーズ) …………18，25，96
脂質 (の村) ……………………3，**30**
脂質異常症 ……………………62，**64**
脂肪酸 (一族) …………4，**30**，40
脂肪酸の合成 (上りのジェットコースター) ……………3，13，**32**，41，46
脂肪酸の β-酸化 (下りのジェットコースター) ………3，11，**33**，41
脂溶性ビタミン (シロップタイプ)
　　　　　　　　　…38，85，87，88
紫外線 …………………………85，89
神経伝達物質 (ドクター) …47，54，104
親水 (極) 性 ……………35，42，100

す

ステアリン酸 …………………30，99
ステルコビリン (うんちの黄褐色成分) ………………………80，81
ステロイドホルモン (ステロールの山出身のホルモン看護師) ……38，43，72，78，**84**，88，102
ステロールの山 ………………3，38
スフィンゴ脂質 (スフィンゴじいさんの骨董屋) …………………37，42
スフィンゴシン ……………………37
スフィンゴミエリン ……………37，43
スプライシング (編集) ………73，78
水溶性ビタミン (ドリンクタイプ) …85

せ

セカンドメッセンジャー ……84，88
セラミド …………………………37，63
セリン (のハンガー) ………………37
セルロース (叔父さん) …19，**25**，96
セレブロシド ………………………37
生理活性物質 (薬剤師) …36，42，51，56
赤血球 (一等兵) ………5，23，**80**，86
先天性代謝異常 ………………71，77
染色体 ……………………………76，77

前駆体酵素 ……………………51，57
善（悪）玉コレステロール …………64
そ
疎水（非極）性 ……………35，42，100
相補的塩基対 ……………70，76，108
た
タンパク質（デパート，製品）…3，**48**，50，**55**
タンパク質合成（工房）……………3，**72**
タンパク質分解酵素 ……………55，57
胆汁酸（池）……………39，**43**，102
単糖 ………………………………………18
ち
チミン（T）……………………67，107
腸肝循環 ……………39，43，80，81
腸内細菌 ………………43，81，85
つ
痛風 ……………………………69，**75**
て
デオキシリボース ………68，69，107
デュオ演劇場 ……………………………3
でんぷん（母さん）…4，19，20，**25**，96
転写 …………………………………72，**78**
電子伝達系（エネルギー変換機）…11，15
と
トリグリセリド（中性脂肪）……4，31，40，60，99
糖（の村）………………………3，**18**，**25**
糖原性アミノ酸 ……47，**54**，103，104
糖鎖（父さん）………19，63，74，86
糖脂質（舞台）…………………63，64
糖新生 ………9，21，22，**27**，47，98
糖タンパク質（舞台）……………63，**65**
糖尿病 ………………………**26**，42，77
動脈硬化（症）…………30，**62**，64
突然変異 …………………………………72

な
に
二酸化炭素（CO_2）……………10，15
乳酸 ……………………………9，**14**，94
乳糖（ブラザーズ）……18，25，96
尿酸（便所）…………………69，75，107
尿素 ………………………………55，105
──回路（便所）……3，48，55，105
ぬ
ヌクレオシド ……………………67，75
ヌクレオチド ……………………68，75
ヌクレオチド三リン酸 ……68，75，78
は
麦芽糖（ブラザーズ）………18，25，96
半保存的複製 ………………………70，76
ひ
ビタミン ……………………………**85**，88
── A …………………………87，89，112

── B（群）……………85，88，110
── B_{12} ………………………86，88，110
── C …………………86，88，112
── D …………85，87，89，111
── K ………………………………85，112
──欠乏症 …………86，87，**88**
ビリルビン（胆汁色素）…80，81，109
ピリミジン塩基（の帽子）……47，**67**，75，107
ピルビン酸 …………………………8，9，94
非必須（可欠）アミノ酸 ……46，54
肥満 …………………………………13，31
必須アミノ酸 ……………46，54，103
必須脂肪酸 …………………32，40
ふ
フィードバック調節機構 ………52，57
フルクトース（果糖）………18，96
プリン塩基（の帽子）…47，**67**，75，107
プロテオグリカン ……………63，65
プロモーター ……………………72，78
（多価）不飽和脂肪酸 …………30，40
分泌タンパク質 …………………74
へ
ヘテロ多糖 …………………………19，**25**
ヘムタンパク質 …………………………81
ヘモグロビン ……………54，80，**81**，109
ペプチド結合 ……………………48，55
（ポリ）ペプチド鎖 …………48，55，74
ペントースリン酸回路（発電室）…3，22，23，27
ほ
ホスファチジルコリン ………35，100
ホメオスタシス …………………83，88
ホモ多糖 ……………………………19，**25**
ホルモン（看護師）……5，20，21，51，**83**，**88**，102，110
ホルモンレセプター ……………84，88
ポリヌクレオチド鎖 …68，69，70，76，108
ポルフィリン（兵舎）…………3，80
（脂質の村の）保管倉庫 ………3，**31**
（糖の村の）保管倉庫 ……………3，**22**
補因子（拳銃やこん棒）…51，56，85，88
（還元型）補酵素 ……………15，16，41
抱合（訓練所）……3，**23**，28，43，80，81，109
泡沫化細胞 …………………………62，64
飽和脂肪酸 ………………………………30
翻訳 ………………………………73，78
ま
マクロファージ …………………62，64
み
ミトコンドリア ……………14，16，41
や
夜盲症 ………………………………87，88

ゆ
輸送担体（各自に専門のドア）……35，42，63
ら
り
リノール酸（C18：2）………30，32，99
リノレン酸（C18：3）………30，32，99
リボース …………4，18，23，**27**，68，107
リボソーム …………………………73，78
リポタンパク質（舞台）…………60，**64**
リン酸 ……………………………14，68
リン酸化（元気の素）……51，84，88
律速酵素 ……………………………52，57
れ
レセプター（受容体）（アンテナ）……42，63，65
レムナント …………………………………60

欧文索引
ADP ……………………………8，**14**，94
ATP（の宅配便）……4，8，**14**，16，41，68，94
CoA（の切符）……………10，**15**，33，94
DNA（の辞書）……5，69，70，**76**，108
DNA 診断 …………………………………77
DNA の複製 ……………………70，76
DNA ポリメラーゼ（D 型コピー機）…………………………70，76
FAD（H_2）……………15，16，41，94
HDL（高比重リポタンパク質）（号）……………………61，64，106
HMGCoA ………………………43，57
LDL（低比重リポタンパク質）（号）……………………61，64，106
（成熟）m-RNA（メッセンジャー RNA）（タンパク質の設計図）…5，72，73，**78**，84
NAD^+ ………………………………15，94
$NADH + H^+$ …………15，16，41，94
NADPH（の接着剤）……22，**27**，32，97
OH 基（の留め金）………31，35，37
RNA ………………………………68，72
RNA ポリメラーゼ（R 型コピー機）………………………72，78，84
r-RNA（リボソーム RNA）………5，73
t-RNA（トランスファー RNA）…5，73，78，108
VLDL（超低比重リポタンパク質）（号）………………60，64，106
α-ケトグルタル酸（尿素便所の清掃係）………48，55，95，105
α-ケト酸……………………48，55，105
β-カロチン ……………………89，112

【著者略歴】

前場　良太

1980年　　　名古屋大学農学部卒業
1980〜1985年　テルモ㈱本社技術開発部勤務
1986〜2018年　帝京大学医学部生化学講座・講師
　　　　　　　帝京大学医療技術学部看護学科・
　　　　　　　非常勤講師
1995年　　　同大にて博士号（医学）を取得

〈所属学会〉
日本脂質生化学会、日本生化学会、日本過酸化脂質・フリーラジカル学会，日本油化学会（オレオサイエンス編集委員）

〈主な著書〉
「動脈硬化と酸化コレステロール」（オレオサイエンス），「高脂血症（上）」（共著：日本臨床），「Up Date コレステロールのすべて―基礎と臨床―」（共著：現代医療），「細胞工学 別冊 医学実験マニュアルシリーズ2，動脈硬化＋高脂血症研究ストラテジー」（共著：秀潤社），「細胞工学 別冊 実験プロトコールシリーズ，活性酸素実験プロトコール」（共著：秀潤社）

まんがイラストでマスター
生化学 ふしぎの世界の物語　ISBN978-4-263-23439-6

2004年2月20日　第1版第1刷発行
2020年5月10日　第1版第8刷発行

　　　著　者　前　場　良　太
　　　発行者　白　石　泰　夫

発行所　医歯薬出版株式会社

〒113-8612　東京都文京区本駒込1-7-10
TEL.（03）5395-7618（編集）・7616（販売）
FAX.（03）5395-7609（編集）・8563（販売）
https://www.ishiyaku.co.jp/
郵便振替番号　00190-5-13816

乱丁，落丁の際はお取り替えいたします　　　印刷・教文堂／製本・榎本製本
© Ishiyaku Publishers, Inc., 2004. Printed in Japan

本書の複製権・翻訳権・翻案権・上映権・譲渡権・貸与権・公衆送信権（送信可能化権を含む）・口述権は，医歯薬出版㈱が保有します．
本書を無断で複製する行為（コピー，スキャン，デジタルデータ化など）は，「私的使用のための複製」などの著作権法上の限られた例外を除き禁じられています．また私的使用に該当する場合であっても，請負業者等の第三者に依頼し上記の行為を行うことは違法となります．

JCOPY ＜出版者著作権管理機構　委託出版物＞

本書をコピーやスキャン等により複製される場合は，そのつど事前に出版者著作権管理機構（電話 03-5244-5088，FAX 03-5244-5089，e-mail：info@jcopy.or.jp）の許諾を得てください．